Karl-Heinz List

Arbeitszeugnisse für Pflegepersonal

Leistung ergebnisorientiert formulieren

VINCENTZ NETWORK

Bibliografische Information der Deutschen Bibliothek

Die Deutsche Bibliothek verzeichnet diese Publikation in der Deutschen Nationalbibliografie; detaillierte bibliografische Daten sind im Internet über <http://dnb.ddb.de> abrufbar.

Sämtliche Angaben und Darstellungen in diesem Buch entsprechen dem aktuellen Stand des Wissens und sind bestmöglichst aufbereitet.

Der Verlag und der Autor können jedoch trotzdem keine Haftung für Schäden übernehmen, die im Zusammenhang mit Inhalten dieses Buches entstehen.

© VINCENTZ NETWORK, Hannover 2006

 Besuchen Sie uns im Internet: www.vincentz.net

Das Werk ist urheberrechtlich geschützt. Jede Verwendung außerhalb der engen Grenzen des Urheberrechtsgesetzes ist ohne Zustimmung des Verlages unzulässig und strafbar. Dies gilt insbesondere für die Vervielfältigungen, Übersetzungen, Mikroverfilmungen und Einspeicherung und Verarbeitung in elektronischen Systemen.

Druck: HANNOPRINT, Isernhagen

ISBN 3-86630-015-8

Karl-Heinz List
Arbeitszeugnisse für Pflegepersonal
Leistung ergebnisorientiert formulieren

Inhalt

1. Zur Einführung: Was hat sich geändert?   8
    Worum geht es beim Zeugnis?   9
    Gesetz, Sprache, Leistungsbeurteilung   9
    Zeugnisse schreiben – eine lästige Pflicht?   11

2. Die Bedeutung von Arbeitszeugnissen heute   12
    Aus der Sicht des Bewerbers   12
    Aus der Sicht des Zeugnislesers bei der Personalauswahl   12

3. Leistung ergebnisorientiert bewerten   14
    Wie es anfing   14
    Zeugniscode und Noten   15
    Beurteilung der Leistung   16
    Beurteilungskriterien: Stärken und Arbeitsergebnisse   17
    Beispiele   17
    Was sind gute und weniger gute Zeugnisse?   19

4. Arbeitszeugnisse analysieren   20
    Informationen für die Personalauswahl   20
    Zeugniscode   21
    Verdeckte Beurteilungen   22
    Zeugnisse analysieren und bewerten (Beispiele)   23
    – Altenpflegerin stationäre Pflege   23
    – Pflegehelferin   25
    – Leiter Pflegedienst (stationäre Pflege)   27

5.	**Die Sprache: Kurze und klare Sätze**	**30**
	Test: Haben Sie ein gutes Sprachgefühl?	30
	Sachlich und knapp	34
	Konkret und anschaulich schreiben	34
	Kurze Sätze	35
	Gegenwart oder Vergangenheit?	36
	Weniger Substantive, mehr Verben	36
	Aufgebläht	37
	Tote Verben	38
	Adjektiv (Beiwort)	39
	Lösungen zum Test Arbeitszeugnisse formulieren	39
6.	**Zeugnisse schreiben: Die Organisation**	**40**
	Soll-Ist-Vergleich	40
	Beurteilung	40
	Struktur	40
	Aufgabenbeschreibung	41
	Fachliche Qualifikation	42
	Leistung	42
	Austrittsgründe	43
	Abschlusssatz (Bedauern, Dank, Zukunftswünsche)	44
	Arbeitsablauf Zeugniserstellung	45
	Selbsteinschätzungsbogen Arbeitszeugnis	46
7.	**Vom Beurteilungsbogen zum Endzeugnis**	**48**
	Beurteilungsbogen	48
	Ausgangslage	48
	Beurteilungsbogen Arbeitszeugnis	49
	Beurteilungsgespräch	59
	Zeugnisentwurf abschließend bearbeiten: Checkliste	61
	Zeugnis Altenpflegerin ambulante Pflege	61

8. Die Rechtsgrundlagen	**64**
Gesetzlicher Anspruch	64
Zeugnisanspruch in der Schweiz	66
Einfaches oder qualifiziertes Zeugnis?	66
Fälligkeit	67
Zwischenzeugnis	67
Rechtsgrundsätze	68
9. Aus der Rechtssprechung	**70**
Form	70
– Formulierungsfreiheit/Beurteilungsspielraum	70
– Aufgabenbeschreibung	70
– Beurteilung der Leistung	71
– Unterschrift	72
– Verlust oder Beschädigung	73
– Grund des Ausscheidens	73
– Schlussformel: Bedauern, Dank, Zukunftswünsche	74
– Doppeldeutige Formulierungen	74
– Fehlzeiten	74
– Geknicktes Arbeitszeugnis	75
– Mitbestimmung des Betriebsrats	75
– Was nicht im Arbeitszeugnis stehen darf	75
– Holschuld	76
– Ausstellungsdatum	77
– Verjährung/Verwirkung	78
– Betriebsübergang	78
– Insolvenz	78
– Schadenersatzanspruch	79
– Haftung gegenüber Arbeitnehmer	80
– Auskunft vom letzten Arbeitgeber	80
10. Musterzeugnisse	**82**
Literaturhinweise	92

1. Zur Einführung: Was hat sich geändert?

In der Arbeitswelt hat sich in den letzten zwei Jahrzehnten viel verändert, auch in der Pflege: Die Erwartungen der Pflegebedürftigen, die Anforderungen an die Mitarbeiter, die Qualitätsstandards. Bei den Arbeitszeugnissen sind wir noch nicht im 21. Jahrhundert angekommen. Arbeitszeugnisse mit Formulierungen wie

»Er hat immer zu unserer Zufriedenheit gearbeitet«

sagen nicht viel aus über die Leistung, um einem Dritten, dem Zeugnisleser und evtl. künftigen Arbeitgeber einen realistischen Eindruck zu vermitteln.

Bei vielen Arbeitszeugnissen ist von Veränderung nichts zu spüren. Die Firmen, Krankenhäuser und sozialen Einrichtungen schreiben die Arbeitszeugnisse wie vor hundert Jahren. Sie verwenden die Formulierungen des Zeugniscodes, vergeben Schulnoten für die Leistung und stören sich nicht daran, dass das alles besser klingt, als es gemeint ist. Das Museum der Arbeit in Hamburg hat in seinem Archiv Arbeitszeugnisse aus dem 19. Jahrhundert, in denen schon Formulierungen stehen wie: »Er hat zu unserer vollsten Zufriedenheit gearbeitet.«

Diese verstaubte Prosa liest man auch heute noch in den Arbeitszeugnissen. Man hält das für eine eigene »Zeugnissprache«. In Wirklichkeit ist das der Mief von hundert Jahren. Das Bundesarbeitsgericht hat den Zeugnisausstellern schon immer die »Formulierungsfreiheit« zugestanden. Sie müssen keine Formulierungen verwenden, die besser klingen, als sie gemeint sind: »Sie hat zu unserer vollen Zufriedenheit gearbeitet«, was nicht anderes bedeutet als »durchschnittliche Leistung.«

Worum geht es beim Zeugnis?

Ein Zeugnisaussteller steht vor der Frage:

Wie schreibt man in kürzester Zeit ein qualifiziertes Arbeitszeugnis, das die rechtlichen Vorgaben erfüllt, der Leistung des Mitarbeiters gerecht wird und dem Zeugnisleser in einer klaren, präzisen Sprache Informationen gibt über Qualifikation, Arbeitsleistung und Arbeitsverhalten.

Das Zeugnis sollte eine Antwort geben auf die Frage: Wie konnte der Mitarbeiter seine Stärken mit welchen Ergebnissen und Erfolgen zum Nutzen des Unternehmens einsetzen?

Die meisten Arbeitszeugnisse erfüllen diese Bedingungen nicht und sind deshalb für die Personalauswahl unbrauchbar. Hinzukommt, dass viele Arbeitszeugnisse zu gut ausfallen und eine Differenzierung unmöglich machen, was auch gegenüber tüchtigen Mitarbeitern nicht fair ist. Sie haben Anspruch auf ein aussagekräftiges Zeugnis, mit dem sie ihre Chancen auf dem Arbeitsmarkt verbessern.

Gesetz, Sprache, Leistungsbeurteilung

Die Verpflichtung zur Ausstellung von Zeugnissen ergibt sich aus dem Bürgerlichen Gesetzbuch vom 1. Januar 1900. Seit 1. Januar 2003 regelt der neue §109 der Gewerbeordnung den Zeugnisanspruch für alle Arbeitnehmer und verbietet alle doppelbödigen Formulierungen. Der Gesetzgeber folgt damit der Rechtsprechung des Bundesarbeitsgerichts. Im §109, Absatz 2 der Gewerbeordnung heißt es: »Das Zeugnis muss klar und verständlich formuliert sein.«

Der Arbeitgeber muss das Sprach- und Beurteilungsproblem lösen und das Zeugnisschreiben organisieren, was bedeutet, dass auch die Wirtschaftlichkeit berücksichtigt werden muss. Der Aufwand muss minimiert werden.

Bei der Sprache bedeutet dies, dass auch der Sprachstil »ökonomisch« sein sollte: Das Zeugnis sollte empfängerorientiert formuliert sein, leicht lesbar, in kurzen, klaren und präzisen Sätzen. Rechtschreibung und Sprachrichtigkeit (Grammatik) sind dabei vorausgesetzt. Wer Personal auswählt und viele Zeugnisse lesen muss, wundert sich darüber, wie verschwenderisch Arbeitgeber mit ihrer Zeit umgehen, um die Leistung in Arbeitszeugnissen zu beschreiben:

Sie stellte kontinuierlich und in für uns
beeindruckender Art und Weise ihre Fähigkeit
unter Beweis und arbeitete mit sehr großem,
den Rahmen ihrer Aushilfstätigkeit im positiven Sinne
weit übersteigenden Verantwortungsbewusstsein.

Wie bescheiden kommt dagegen der Satz daher, der diesen Sachverhalt im Kurzsatzstil beschreibt:

Sie arbeitet selbständig und eigenverantwortlich.

Wie sollten Arbeitszeugnisse sein? Ein Unternehmen sollte sich auf die Stärken des Mitarbeiters konzentrieren und darauf, wie er sie zum Nutzen der Firma einsetzen konnte. Die Schwächen interessieren uns nicht. Entscheidend sind die positiven Arbeitsergebnisse, die man konkret im Zeugnis darstellen sollte (siehe Kapitel 3). Der Text eines Arbeitszeugnisses ist eine Information für einen Dritten, zum Beispiel für einen Geschäftsführer, Verwaltungsleiter oder Pflegedienstleiter über die Tätigkeit (Verantwortung, Befugnisse) und die Leistung. Die Arbeitszeugnisse müssen aussagefähig sein. Die Leistung muss differenziert dargestellt werden und Informationen für die Personalauswahl enthalten, über Qualifikation (Stärken) und positive Arbeitsergebnisse (Erfolge). Bei der Ausstellung des Arbeitszeugnisses ist es sinnvoll, den Mitarbeiter zu beteiligen. Er weiß schließlich am besten, welche Aufgaben er erledigt hat, welche seiner Stärken er bei seiner Arbeit einsetzen konnte und wie ihm das Ganze gelungen ist (Selbsteinschätzung). Der Mitarbeiter wird sich in den meisten Fällen im Zeugnis wiederfinden und ein gutes Gefühl dabei haben.

Gut formulierte, aussagefördernde Arbeitszeugnisse werfen ein gutes Licht auf die Firma, die soziale Einrichtung oder den privaten Pflegedienst. Wer Bewerbungsunterlagen liest und bewertet, hat wenig Zeit für das einzelne Arbeitszeugnis. Und manchmal auch wenig Lust. Daraus ergibt sich, dass die Informationen im Arbeitszeugnis sachlich, knapp und übersichtlich gegliedert sein sollten. Das Zeugnis hat eine Struktur (siehe Kapitel 7).

Zeugnisse schreiben – eine lästige Pflicht?

Viele Zeugnisaussteller fragen sich: Warum soll ich mir mit Arbeitszeugnissen so viel Mühe geben? Was habe ich schon davon? Ich erbringe eine Leistung, die mir der Gesetzgeber vorschreibt und bekomme keine Gegenleistung. Stimmt das wirklich? Die meisten Mitarbeiter, die das Unternehmen verlassen, haben eine Leistung erbracht und damit zum Erfolg der Firma beigetragen. Sie erwarten deshalb eine angemessene Beurteilung ihrer Leistungen, um ihre Chancen auf dem Arbeitsmarkt zu verbessern.

Arbeitgeber sollten die Gelegenheit nutzen, die Aufgabenbeschreibung und die Anforderungen an den Stelleninhaber zu aktualisieren, um bei der Neubesetzung keine Fehler zu machen. Wenn Arbeitszeugnisse eine Beurteilung von Stärken und Arbeitsergebnissen sind, liefern sie auch wichtige Informationen für die Personalauswahl. Die Sätze über die Arbeitsergebnisse müssen individuell formuliert werden. Erst dann wird es ein Zeugnis, mit dem nicht nur der Mitarbeiter zufrieden ist, sondern auch die Beurteilenden, weil sie die richtigen Worte gefunden haben und der Mitarbeiter ein Zeugnis erhält, in dem er sich wiederfindet und gerecht beurteilt fühlt.

2. Die Bedeutung von Arbeitszeugnissen heute

Aus der Sicht des Bewerbers

Wer eine neue Stelle sucht, braucht ein Arbeitszeugnis für seine Bewerbung. Ein Arbeitszeugnis kann die Chancen auf dem Arbeitsmarkt erhöhen. Wer sehr gute Arbeitszeugnisse hat, besitzt die besseren Chancen im Wettbewerb um die knappen Arbeitsplätze. Zeugnisse enthalten nicht nur eine Beurteilung der Leistung, sondern auch Informationen über berufliche Erfahrung, über Kenntnisse und Fähigkeiten.

In wirtschaftlich schlechten Zeiten steigt die Wichtigkeit von Arbeitszeugnissen für die Arbeitnehmer. Die Konkurrenz ist bekanntlich groß. Das Etappenziel beim Abschicken einer schriftlichen Bewerbung mit Arbeitszeugnissen kann nur eine Einladung zu einem Vorstellungsgespräch sein. Ein gutes oder sehr gutes Zeugnis kann dabei recht nützlich sein, vor allem auch dann, wenn es um Positionen mit Aufstiegschancen und bessere Bezahlung geht.

Es entspricht dem Gebot der Fairness und der Gerechtigkeit, tüchtigen Mitarbeitern bessere Zeugnisse auszustellen als den weniger tüchtigen. Wenn jeder ausscheidende Mitarbeiter ein gutes Zeugnis erhält, wird das Zeugnis wertlos. Ein Mitarbeiter, der das Unternehmen verlässt, hat Anspruch auf ein individuell formuliertes, aussagekräftiges Zeugnis. Dies kann aber nur erreicht werden, wenn die gegenwärtige Praxis verändert und die Beurteilung der Leistung nicht auf die Zufriedenheitsfloskeln des Zeugniscodes beschränkt bleibt.

Aus der Sicht des Zeugnislesers bei der Personalauswahl

In Zeiten der Personalknappheit in den 70er und 80er Jahren spielten Arbeitszeugnisse bei der Personalauswahl eine geringe Rolle. Arbeitgeber waren froh, wenn sie überhaupt Personal bekamen. Das hat sich geändert. Wer qualifiziertes Personal auswählt, möchte Informationen aus dem Arbeitszeugnis, die ihm die Vorauswahl erleichtern: Aufgabenbeschreibung, Verantwortung, Befugnisse, Beschreibung der Qualifikation (Fähigkeiten, Berufserfahrung) und Beurteilung der Leistungen, bei Führungskräften auch die Bewertung der Führungskompetenz.

Die entscheidende Frage bei der Vorauswahl lautet: Was ist ein gutes Arbeitszeugnis? Wer häufig Zeugnisse liest, dem fällt Folgendes auf:

- Nicht wenige Zeugnisse sind in sich widersprüchlich. Wenn auch die Gesamtbeurteilung gut ausfällt (»stets zu unserer vollen Zufriedenheit«), fehlen oft entscheidende Dinge, wie etwa die Empathie bei Altenpflegern oder der Hinweis auf das selbständige Arbeiten. Bei Führungskräften fehlt häufig die Beurteilung des Führungsverhaltens und der Führungsleistung. Es ist nicht immer eindeutig zu beurteilen, ob das Weglassen absichtlich oder aus Nachlässigkeit erfolgt.
- Es gilt nach wie vor als seriös, langjährigen Mitarbeitern recht ausführliche Zeugnisse zu schreiben. Oft sind es drei oder vier Seiten. Einem Vielleser geht die epische Breite schnell auf die Nerven: Wo steht das Wesentliche? Die Zeugnisaussteller sollten sich auf zwei Seiten beschränken.
- Der Wortschatz der Zeugnisschreiber ist ganz offensichtlich begrenzt. Es tauchen immer wieder die gleichen Formulierungen, Floskeln und Redewendungen auf. Vielen Zeugnissen merkt man an, dass es für den Zeugnisaussteller eine lästige Pflicht gewesen sein muss, derer er sich ganz schnell entledigt hat.

3. Leistung ergebnisorientiert bewerten

Wie es anfing

Im Königreich Preußen wurde mit Edikt von 1807 die Erbuntertänigkeit und der Zwangsgesindedienst abgeschafft. Seitdem beruhte das Verhältnis von Dienstpersonal und Herrschaft auf dem freien Arbeitsvertrag. Jetzt war das Verhältnis zwischen Arbeitgebern und abhängig Beschäftigten in der Gesindeordnung geregelt. Auch andere deutsche Staaten folgten dem Beispiel Preußens, manche erst Jahrzehnte später.

Arbeitszeugnisse gab es bereits beim Gesindezwangsdienst: Mit der Reichspolizeiordnung von 1530 wurden »Atteste für ordnungsgemäßes Ausscheiden« eingeführt. Kein Dienstherr durfte einen Knecht in sein Haus nehmen, wenn er kein Zeugnis vorweisen konnte, in dem stand, dass er auf ehrliche Weise und mit Zustimmung des letzten Dienstherrn gegangen war. Herrschaften, die Dienstboten ohne Zeugnis beschäftigten oder ein solches verweigerten, drohten Geldstrafen.

1846 wurde in Preußen das »Gesindedienstbuch« eingeführt:

»Bei Entlassung des Gesindes ist von der Dienstherrschaft ein vollständiges Zeugnis über die Führung und das Benehmen in das Gesindebuch einzutragen.«

Das Gesindebuch musste vor Dienstantritt bei der örtlichen Polizei vorgelegt werden. Wer von seiner Herrschaft ein schlechtes Zeugnis bekommen hatte, konnte nach zwei Jahren ein neues Gesindebuch bei der Polizei beantragen, wenn er nachweisen konnte, dass er sich in den letzten zwei Jahren tadellos geführt hatte. Als Tugenden galten: Fleiß, Treue, Gehorsam, sittliches Betragen, Ehrlichkeit.

Manche Herrschaften haben ihren Hausmädchen auch deshalb keine schlechten Leistungen bescheinigt, weil sie ihnen die berufliche Zukunft nicht verbauen wollten. Andere stellten Dienstboten nur auf Empfehlung ein, weil sie den Aussagen in den Zeugnissen nicht trauten. Dienstboten wohnten bei den Herrschaften und durften das Haus nur mit Genehmigung der Herrschaft verlassen. Zum Gottesdienst musste man sie gehen lassen, darauf hatten sie einen Anspruch. Schäden, auch fahrlässig verursachte, mussten die Dienstboten aus eigener Tasche ersetzen. Wer ohne »gesetzmäßige Ursache« den Dienst verließ, konnte mit Polizeigewalt zur Fortsetzung gezwungen werden. In der Gesindeordnung waren Strafen vorgesehen: Abmahnung, Verweis, Ausgeh-Verbot, körperliche Züchtigung, Entlassung.

Die Gesindeordnung in Preußen war auch am 1. Januar 1900 noch gültig, als das Bürgerliche Gesetzbuch in Kraft trat. Rechtlich änderte sich etwas, faktisch nicht. Von nun an hatten alle abhängig Beschäftigten, ob Fabrikarbeiter, Hebammen, Krankenschwestern oder Dienstmägde einen Rechtsanspruch auf ein Arbeitszeugnis. Sie hatten deshalb die Möglichkeit, das Zeugnis einzuklagen. Faktisch änderte sich so gut wie nichts, bis 1918, dem Beginn der Weimarer Republik.

Zeugniscode und Noten

Bei den meisten Arbeitszeugnissen werden immer noch die Formulierungen des Zeugniscodes verwendet. Die Rede ist von den zusammenfassenden Leistungsbeurteilungen, den »Zufriedenheitsfloskeln«: Bei einer sehr guten Leistung schreibt man:

Sie hat stets zu unserer vollsten Zufriedenheit gearbeitet.

Diese sprachlich verunglückte Formulierung findet man schon in Arbeitszeugnissen vor dem 1. Weltkrieg. Aus dem Eintrag im Gesindebuch eines Hausmädchens (19. Jahrhundert):

»Durch ihre Leistungen und Führung hat sie meine vollste Zufriedenheit erworben.«

Die Beurteilung der Leistung nach dem Zeugniscode ist eine Bewertung nach Schulnoten, von sehr gut bis ungenügend. Das kommt unserem Bedürfnis nach Klarheit und Eindeutigkeit sehr entgegen. Da schlechte Noten in Arbeitszeugnissen äußerst selten sind und die Bewertungen in der Regel zwischen befriedigend und sehr gut schwanken, haben die Zeugnisse nur eine geringe Aussagekraft. Hinzukommt, dass die weniger guten Noten auch ein Angriff sind auf das Selbstwertgefühl des Mitarbeiters und auf Widerspruch stoßen. Schulnoten eignen sich nicht, eine Arbeitsleistung differenziert und angemessen darzustellen. In Arbeitszeugnissen werden auch keine Schwächen beurteilt. Wenn Mitarbeiter ihren Job gut gemacht haben, müssen ihre Fähigkeiten den Aufgaben entsprechen.

Beurteilung der Leistung

Wer die Leistung von Mitarbeitern beurteilt, sollte wissen, dass eine objektive und allgemeingültige Aussage nicht möglich ist. Eine Beurteilung kann nur subjektiv sein und schließt eine Fehleinschätzung nicht aus, weil Menschen eben Fehler machen und Schwächen unterliegen. Gefühle spielen dabei eine wichtige Rolle. Sympathie und Antipathie beeinflussen unser Urteil: Aussehen, Stimme, Sprechweise, Kleidung, Haartracht. Sympathische Menschen – das haben Wissenschaftler herausgefunden – werden als intelligenter, erfolgreicher und glücklicher wahrgenommen. Wir finden Menschen sympathisch, so die Forscher, die uns ähnlich sind. Wenn man einen anderen Menschen wahrnimmt, nimmt man gleichzeitig sich selbst wahr. Das Urteil über einen anderen Menschen kann deshalb mehr über den Beurteiler als über den Beurteilten aussagen.

Beurteilungskriterien: Stärken und Arbeitsergebnisse

Zeitgemäße Arbeitszeugnisse sind das Ergebnis eines Soll-Ist-Vergleichs. Die Anforderungen werden den tatsächlichen Fähigkeiten und Leistungen gegenübergestellt. Von einer Krankenschwester verlangt man kein Verkaufstalent und bei einer Altenpflegerin muss das Zahlenverständnis nicht so ausgeprägt sein wie bei einem Controller. Unterschiedliche Jobs erfordern unterschiedliche Fähigkeiten.

Ein Zeugnisleser und künftiger Arbeitgeber will wissen, welchen Nutzen der Mitarbeiter einem Unternehmen gebracht hat. Peter Drucker schreibt in seinen Büchern, dass es im Management auf die Resultate ankomme, auf den Output und natürlich auch darauf, wie das Unternehmen die Stärken des Mitarbeiters genutzt hat. Diese Erkenntnis lässt sich heute auf alle Mitarbeiter übertragen. Ein Zeugnisaussteller sollte sich auf folgende Fragen konzentrieren:

- Welche Stärken/Fähigkeiten konnte der Mitarbeiter nutzbringend einsetzen?
- Welche Ergebnisse/Erfolge hat er mit seiner Arbeit erzielt?
- Was war sein Beitrag zum Ganzen?

Beispiele

Führungskräfte:

- Sie hat dafür gesorgt, dass unsere Qualitätsstandards aktualisiert und eingehalten werden.
- Ihre Stärken (Führung, Organisationstalent, Empathie) konnte sie zum Nutzen der Organisation einsetzen. Mit ihrer erfolgreichen Mitarbeit hat sie einen wichtigen Beitrag zum Gesamtergebnis geleistet.
- Sie beherrscht die Bobath-Theorie, ist als Praxisanleiter eingesetzt und vermittelt mit viel Geschick examinierten Pflegekräften Theorie und Praxis.

* Er hat u.a. die Pflegedokumentation verbessert, Begutachtungen nach §337 (3) SGB XI organisiert und eine Vortragsreihe für pflegende Angehörige ins Leben gerufen.
* Er hat gute Ideen und entwickelt Konzepte, die er in die Praxis umsetzt.
* Seine Präsentationen kommen gut an. Er formuliert klar und präzise und kann andere überzeugen. Er ist rhetorisch begabt.
* Als Projektleiter zeigt er Führungsqualitäten. Es gelingt ihm, alle Projektmitarbeiter auf die Ziele einzuschwören und zur aktiven Mitarbeit zu bewegen.
* Mit viel Einfühlungsvermögen und Überzeugungskraft ist es ihr gelungen, die Widerstände gegen die Einführung des Bezugspflegekonzepts abzubauen, Vertrauen zu gewinnen und Zuversicht zu verbreiten.
* Sie hat ein neues Pflegekonzept eingeführt, die Kosten gesenkt und die Dokumentation verbessert.
* Frau ... hat ein neues Pflegekonzept eingeführt (Bezugspflege), die Kosten gesenkt, die Dokumentation verbessert sowie die Patientenzufriedenheit gesteigert und damit erheblich zum Erfolg unseres Pflegedienstes beigetragen.

Mitarbeiter ohne Führungsverantwortung:
* Die Dokumentation ist sachgerecht und in einer einfachen und klaren Sprache formuliert (Altenpflegerin).
* Sie strahlt Ruhe aus, ist selbstsicher und hat immer ein aufmunterndes Wort für ihre Patienten (stationäre Pflege).
* Sie ist körperlich belastbar, emotional stabil und sehr leistungsfähig. Sie arbeitet effizient ... (Altenpflegerin ambulant).
* In der Projektgruppe »Qualitätsmanagement hat sie engagiert mitgearbeitet und wesentlich zum Gelingen beigetragen«.

✖ Bei der Umstellung von Funktions- auf Bezugspflege hat sie engagiert mitgearbeitet und damit einen nützlichen Beitrag zum Erfolg unserer Einrichtung geleistet.

Was sind gute und weniger gute Zeugnisse?

Kann man bei ergebnisorientierten Zeugnissen überhaupt erkennen, ob man es mit einem gut qualifizierten und tüchtigen Mitarbeiter zu tun hat oder ob er eher durchschnittliche Leistungen erbracht hat? Ob ein Zeugnis »gut« ist, hängt von der subjektiven Einschätzung ab und davon, welche Anforderungen an den Bewerber gestellt werden. Ein Arbeitgeber sucht Mitarbeiter mit ganz bestimmten Kenntnissen und Fähigkeiten, die er bei der neuen Aufgabe braucht. Ob der Bewerber seine Stärken bei der künftigen Aufgabe auch einsetzt, weiß man vorher nicht. Bei den positiven Arbeitsergebnissen (Erfolgen) ist es ähnlich. Wenn Sie jemand suchen, der Spitzenleistungen erbringen soll, dann sollten Sie darauf achten, ob er solche Leistungen bereits vorweisen kann. Doch wer Spitzenkräfte sucht, muss auch als Arbeitgeber etwas zu bieten haben.

Wenn ein Arbeitnehmer nur das gemacht hat, wozu er laut Arbeitsvertrag verpflichtet war, nämlich eine Arbeitsleistung von »mittlerer Art und Güte« (§243 BGB), dann muss sich das auch in einem ergebnisorientierten Arbeitszeugnis niederschlagen. Ein Beispiel dafür ist das Musterzeugnis auf Seite 87 »Altenpflegerin« im Kapitel 10.

4. Arbeitszeugnisse analysieren

Informationen für die Personalauswahl

Wer mit Personalauswahl betraut ist, kennt das Problem. Die Vorauswahl anhand der Unterlagen ist schwierig. Wen soll man einladen? Es kommen sechs bis acht Bewerber für ein Vorstellungsgespräch in Frage.

Die Kunst der Vorauswahl besteht bekanntlich darin, die Informationen der schriftlichen Bewerbung, insbesondere die der Arbeitszeugnisse mit dem Anforderungsprofil zu vergleichen, also einen Soll-Ist-Vergleich anhand der Unterlagen vorzunehmen. Die acht Bewerber, die dem Anforderungsprofil am nächsten kommen, erhalten eine Einladung zum Vorstellungsgespräch.

Bei einer Analyse eines Arbeitszeugnisses geht es um folgende Fragen:

1. Sind die Aufgaben präzise beschrieben, damit man sich ein Bild machen kann?
2. Enthält das Zeugnis »verdeckte Beurteilungen«?
3. Werden Selbstverständlichkeiten erwähnt?
4. Sind Fehler im Zeugnis (Schreib- oder Grammatikfehler)?
5. Ist das Zeugnis vollständig? Fehlen Aussagen zu Leistung, Sozialverhalten oder zur Führungsleistung?
6. Fehlt beim Abschlusssatz der Dank oder die Zukunftswünsche?
7. Wie wird die Leistung und das Verhalten insgesamt beurteilt? Geschieht dies per Zeugniscode oder mit einer offenen Formulierung?

Zeugniscode

Die meisten Arbeitszeugnisse, das haben empirische Untersuchungen ergeben, enthalten eine »Endbeurteilung« der Leistung. Viele Arbeitgeber verwenden dazu bestimmte Redewendungen und Floskeln, die man zusammenfassend als »Zeugniscode« bezeichnet. Es handelt sich um Formulierungen, die sich an den Schulnoten orientieren, aber sehr viel positiver klingen als sie gemeint sind:

Sehr gut	=	hat die ihm übertragenen Aufgaben stets zu unserer vollsten Zufriedenheit erledigt
Gut	=	stets zu unserer vollen Zufriedenheit
Befriedigend	=	zu unserer vollen Zufriedenheit
Ausreichend	=	zu unserer Zufriedenheit
Mangelhaft	=	hat sich bemüht, den Anforderungen gerecht zu werden

Es haben sich inzwischen auch andere Standardformulierungen eingebürgert, die zumindest professionellen Zeugnisausstellern bekannt sind:

Sehr gut	=	hat unseren Erwartungen in jeder Hinsicht und in besonderer Weise entsprochen oder: ihre Leistungen haben unsere besondere Anerkennung gefunden
Gut	=	mit den Arbeitsergebnissen waren wir stets vollauf zufrieden
Befriedigend	=	hat unseren Erwartungen voll entsprochen
Ausreichend	=	er hat unseren Erwartungen entsprochen
Mangelhaft	=	sie hat im großen und ganzen unsere Erwartungen erfüllt

Verdeckte Beurteilungen

Zu den verdeckten Beurteilungen gehört auch das »Weglassen« bzw. das »beredte Schweigen«. Das ist der Fall, wenn typische, berufsspezifische Dinge fehlen, bei denen ein Zeugnisleser erwartet, dass sie erwähnt werden, z. B. bei einer Altenpflegerin das Einfühlungsvermögen oder die Führungsleistung bei einem Pflegedienstleiter.

Ob ein Zeugnis wahr und wohlwollend ist, können wir als Zeugnisleser nicht immer wissen. Aber wir können prüfen, ob die sonstigen Anforderungen erfüllt sind, die an ein Zeugnis gestellt werden müssen und ob das Zeugnis vollständig ist. Es hat sich in der Praxis eingebürgert, negative Beurteilungen so zu formulieren, dass sie positiv klingen, insbesondere bei nicht ausreichenden Leistungen:

✖ Sie zeigte Verständnis für ihre Arbeit.
✖ Er erledigte alle Aufgaben mit großem Fleiß und Interesse.
✖ Er hat sich im Rahmen seiner Fähigkeiten eingesetzt.

Doppeldeutige Formulierungen sind rechtlich unzulässig, tauchen aber manchmal trotzdem in Zeugnissen auf. Beispiel:

»Er bewies für die Belange der Belegschaft stets Einfühlungsvermögen.«

Was heißt: Er war ständig auf der Suche nach Sexualkontakten.

Bei der Beurteilung des Sozialverhaltens taucht manchmal die Frage auf, ob es denn etwas zu bedeuten habe, wenn der Vorgesetzte nicht an erster Stelle genannt wird, wie in diesem Satz: »Das Verhalten gegenüber Kollegen und Vorgesetzten war immer einwandfrei.« In der Literatur über Arbeitszeugnisse liest man gelegentlich, es sei negativ zu bewerten, wenn der Vorgesetzte nicht zuerst genannt wird. Nach meiner Erfahrung ist es wohl eher so, dass die meisten Zeugnisschreiber gar nicht wissen, dass der Vorgesetzte zuerst erwähnt werden soll. Warum sollte er auch? Eine Überinterpretation. Meiner Meinung nach kommen zuerst die Patienten (Kunden) und dann erst das Personal.

Hier noch ein letztes Beispiel für eine Fehldeutung bei den Zukunftswünschen: Viele schreiben: » ... und wünschen ihm für die Zukunft alles Gute«. Andere schreiben: »Wir wünschen ihr für den weiteren Berufs- und Lebensweg alles Gute und viel Erfolg«. Manche meinen, die Zukunftswünsche wären nur dann positiv (= gutes Zeugnis) zu bewerten, wenn die Wünsche auch auf den privaten Bereich ausgedehnt werden. Vergessen Sie es. Das hat in der Praxis keine Bedeutung.

Zeugnisse analysieren und bewerten (Beispiele)

Zeugnis 1: Altenpflegerin stationäre Pflege

Frau Maria A., geboren am 5. Januar 1965, war vom 2. Mai 2001 bis 30. Juni 2004 in unserem Krankenhaus als examinierte Altenpflegerin beschäftigt. Während dieser Zeit kam sie auf einer Abteilung der Akutgeriatrie zum Einsatz. Frau A. ist eine gut ausgebildete Altenpflegerin, die selbständig, korrekt und verantwortungsbewusst arbeitet.

Zum Aufgabenbereich von Frau A. gehörte im Rahmen eines patientenzentrierten Individualpflegesystems, neben den grundpflegerischen Maßnahmen innerhalb der Krankenversorgung, auch die Assistenz sowie die Vor- und Nachbereitung diagnostischer und therapeutischer Maßnahmen im stationären Bereich.

Frau A. zeigte sich als interessierte und engagierte Mitarbeiterin. Die im täglichen Stationsablauf anfallenden Tätigkeiten bewältigte sie zu unserer vollen Zufriedenheit. Ihre guten, während der Praxis erworbenen Fachkenntnisse setzte sie in ihrer Arbeit erfolgreich ein. Durch ihre Hilfsbereitschaft und Kollegialität wurde Frau A. von ihren Kolleginnen geschätzt. Ihr Verhalten gegenüber Patienten war geprägt durch Einfühlungsvermögen und Geduld. Das Verhältnis gegenüber Vorgesetzten war natürlich und korrekt.

Frau A. verlässt das Krankenhaus auf eigenen Wunsch. Das Krankenhausdirektorium dankt Frau A. für die Arbeitsleistung in unserem Hause und wünscht ihr für den weiteren beruflichen und privaten Lebensweg alles Gute.

Bewertung:
Ein durchschnittliches Zeugnis (zur vollen Zufriedenheit), wenig aussagefähig. Die Aufgabenbeschreibung ist dürftig und wird einer gerichtlichen Überprüfung nicht standhalten. Die Leser erfahren auch nichts darüber, ob die Mitarbeiterin etwas für ihre berufliche Weiterbildung getan hat, ob sie zuverlässig war und Kontakt zu den Angehörigen der Patienten hatte.

Zeugnis Nr. 2: Pflegehelferin

Frau Erika B., geboren am 23. April 1955, war in der Zeit vom 1. Juli 2000 bis 31. Oktober 2004 bei uns als Pflegehelferin im ambulanten Dienst beschäftigt.

Sie hatte folgende Aufgaben:
* Grundpflegerische Maßnahmen, wie z.B. Waschungen, duschen, baden, Mund-, Zahn-, Haar- und Fingernagelpflege,
* Durchführung aller Prophylaxen, wie Dekubitus- und Thromboseprophylaxe, Kontrakturen, Pneumonie,
* Medikamentenkontrolle und Beobachtung auf Wirkung und Nebenwirkung,
* Führung der patientenbezogenen Dokumentationsmappe,
* sämtliche Arbeiten bei der hauswirtschaftlichen Versorgung pflegebedürftiger Menschen.

Während ihrer Tätigkeit in unserem Hause erfüllte Frau B. ihre Aufgabe mit vorbildlichem Engagement und großem persönlichen Einsatz, auch über die normalen Dienststunden hinaus.

Sie verfügte über ein fundiertes Fachwissen und große Berufserfahrung. Des Weiteren können wir sagen, dass wir sie als eine äußerst zielstrebige, fleißige und gewissenhafte Mitarbeiterin kennen. Auch arbeitete sie stets viel und schnell.

Daneben war Frau B. eine ausdauernde und gut belastbare Mitarbeiterin. Außerdem überzeugte sie immer wieder durch kreative

Ideen, gab wertvolle Anregungen und ging alle Aufgaben mit der nötigen Umsicht und Tatkraft an. Sie besitzt eine schnelle Auffassungsgabe und zeigte sich für alle neuen Vorhaben überaus flexibel. Frau B. war äußerst vertrauenswürdig und stets bereit, volle Verantwortung zu übernehmen. Bei allen Tätigkeiten zeichnete sie sich durch ein hohes Maß an Selbständigkeit aus und erzielte stets gute Lösungen.

Zusätzlich war sie stets bestrebt, sich fachlich weiterzubilden und nahm jede Gelegenheit war, sich innerhalb oder außerhalb des Hauses über ihr Arbeitsgebiet weitere Informationen zu holen.

Abschließend lässt sich sagen, dass sie die ihr übertragenen Arbeiten stets zur unserer vollsten Zufriedenheit erledigte.

Ihr Verhalten gegenüber Vorgesetzten und Mitarbeitern war stets einwandfrei. Sie trat außerordentlich höflich und natürlich auf und zeichnete sich auch durch geschickten Umgang mit den von uns betreuten Pflegebedürftigen und deren Angehörigen aus.

Frau B. scheidet auf eigenen Wunsch aus, da sie in ihre Heimatstadt zurückkehren will.

Wir bedauern das Ausscheiden von Frau B. sehr, danken für die wertvolle Mitarbeit und wünschen ihr auf ihrem weiteren Berufs- und Lebensweg alles Gute und weiterhin viel Erfolg.

Bewertung:
Das Zeugnis ist eine »Liebeserklärung« einer Chefin an eine ausscheidende Mitarbeiterin, die sie gerne behalten hätte. Sprachlich ist das Zeugnis nicht von höchster Qualität, was aber der Aussagekraft nicht schadet. Ein winziger Fehler ist der Chefin unterlaufen. Das »Verhalten gegenüber Mitarbeitern« kann man nur bei Führungskräften bewerten. Gemeint sind die Kollegen.

Zeugnis Nr. 3: Leiter Pflegedienst (stationäre Pflege)

Herr Jens C., geboren am 30. Mai 1970, war in der Zeit vom 1. Oktober 2002 bis 30. Juni 2005 als Leiter des Pflegedienstes des somatischen Bereichs der Klinik beschäftigt.

Das Hospital XYZ hat den Status eines akademischen Lehrkrankenhauses der Universität ABC und hat im somatischen Bereich 220 Planbetten.

Im stationären Bereich unterstanden Herrn C. das Personal des Pflegedienstes und insgesamt 12 Stationen der unterschiedlichsten Größenordnung. Im Rahmen der ihm übertragenen Dienstaufgaben war Herr C. zuständig für die Fort- und Weiterbildung der ihm unterstellten Dienstgruppen. Besonders erwähnenswert ist hierbei, dass von ihm aktiv, im Rahmen einer Kooperation mit einem anderen Krankenhaus, Mitarbeiter für eine Weiterbildung zur Fachschwester/-pfleger für Anästhesie- und Intensivpflege gewonnen werden konnten. Initiative sowie innovatives Denken zeigte Herr C u. a. auch im Rahmen seiner Mitgliedschaft und Tätigkeit in den verschiedenen Arbeitsgruppen und Kommissionen des Krankenhauses wie beispielsweise Hygienekommission. Stationsleitungsbesprechungen wurden von ihm regelmäßig durchgeführt und auch protokolliert.

Wir können Herrn C. bescheinigen, dass er einerseits ein breites pflegerisches Grundwissen hat, andererseits aber auch über ein fundiertes theoretisches Wissen bezüglich der gebräuchlichen Managementtechniken, wie sie für die Leitung eines Krankenhauses notwendig sind, verfügt.

Sein Verhältnis sowohl zu den nachgeordneten Mitarbeitern als auch zu Vorgesetzten und Patienten war stets ohne Tadel. Herr C. verstand es, sich gegenüber seinen nachgeordneten Mitarbeitern in angemessener Weise durchzusetzen. Er war stets freundlich, zuvorkommend und hilfsbereit. Die ihm übertragenen Aufgaben wurden zu unserer Zufriedenheit ausgeführt.

Herr C. verlässt unser Haus auf eigenen Wunsch. Wir bedanken uns für die Zusammenarbeit und wünschen ihm für seine weitere Zukunft von Herzen alles Gute und Gottes Segen.

Bewertung:
Herr C. wird Gottes Segen brauchen, wenn er mit diesem Zeugnis eine neue Stelle finden will. »Zu unserer Zufriedenheit« bedeutet ausreichende Leistungen. Man kann wohl davon ausgehen, dass die Klinik froh war, ihn loszuwerden. Über seine Führungsleistung erfährt man so gut wie nichts. Die Hinweise auf seine Durchsetzungsfähigkeit und sein theoretisches Managementwissen deuten eher auf seine Führungsschwäche hin, weil die Klinik als Zeugnisaussteller über das Wichtigste schweigt: Wie hat er seine Mitarbeiter geführt? Dies ist für eine Führungskraft mit einer knapp dreijährigen Beschäftigungsdauer ein schlechtes Zeugnis. Der Arbeitnehmer schuldet dem Arbeitgeber eine Arbeitsleistung mittlerer Art und Güte (§ 243 BGB). Wenn er diese Leistung erbringt, hat er Anspruch auf ein Zeugnis, in dem befriedigende Leistungen bescheinigt werden. Wenn – wie in diesem Fall – der Arbeitnehmer mit der Beurteilung »ausreichend« nicht einverstanden ist, kann er Klage beim Arbeitsgericht erheben. Hat der Arbeitgeber – in unserem Fall die Klinik – die Leistung des Arbeitnehmers nicht mit einer »arbeitsgerichtlichen Abmahnung« gerügt, hat der Arbeitnehmer Anspruch auf ein Zeugnis, mit dem befriedigende Leistungen bescheinigt werden.

5. Die Sprache: Kurze und klare Sätze

Test: Haben Sie ein gutes Sprachgefühl?

Bei jeder Frage ist immer nur eine Antwort richtig. Bei der richtigen Formulierung kommt es nicht nur darauf an, ob sie sprachlich korrekt ist, sondern auch darauf, welcher der drei Sätze besser formuliert ist, also anschaulicher, kürzer, prägnanter und zutreffender:

Frage 1:
a. Das Arbeitspensum wird in angemessener Bearbeitungszeit termingerecht und rationell bearbeitet.
b. Er erledigt seine Aufgaben zügig und termingerecht.
c. Die Erledigung seiner Aufgaben erfolgt rationell und termingerecht.

Frage 2:
a. Neben den allgemeinen Aufgaben der Krankenpflege oblag Frau Müller in Abwesenheit der Stationsleitung die gesamte pflegerische Organisation der Station.
b. Frau Müller ist stellvertretende Stationsleiterin.
c. Neben ihren Aufgaben als Krankenschwester hat sie noch die Stationsleitung vertreten.

Frage 3:
a. Sie kümmerte sich tatkräftig um die Erledigung ihrer Aufgaben und führte sie mit Kostenbewusstsein durch.
b. Mit ausgeprägtem Kostenbewusstsein erledigt sie tatkräftig ihre Aufgaben.
c. Sie packt ihre Aufgaben tatkräftig an und arbeitet wirtschaftlich.

Frage 4:
a. Die ihm übertragenen Aufgaben geht er systematisch an und erlauben es ihm, die notwendigen Prioritäten zu setzen.
b. Er arbeitet systematisch und macht das Wichtigste zuerst.
c. Er geht seine Aufgaben systematisch an und setzt Prioritäten.

Frage 5:
a. Dieses Zwischenzeugnis wird aufgrund eines Vorgesetztenwechsels von Herrn Schulze ausgestellt.
b. Auf ausdrücklichen Wunsch von Herrn Schulze wird dieses Zwischenzeugnis ausgestellt.
c. Wir stellen dieses Zwischenzeugnis auf Wunsch von Herrn Schulze wegen Wechsels der Führungskraft aus.

Frage 6:
a. Frau Körner plante alle Projekte im Vorhinein und hielt auch die Umsetzung nach.
b. Frau Körner bereitet ihre Projekte sorgfältig vor und setzt sie erfolgreich in die Praxis um.
c. Frau Körner plante ihre Projekte sorgfältig und garantierte eine konsequente Umsetzung.

Frage 7:
a. Sie stellte kontinuierlich und in für uns beeindruckender Art und Weise ihre Fähigkeit unter Beweis, mit großem Verantwortungsbewusstsein selbständig zu arbeiten.
b. Sie erfüllte ihre Aufgaben mit großer Selbständigkeit und Verantwortungsbereitschaft.
c. Sie arbeitet selbständig und eigenverantwortlich.

Frage 8:
a. Herr Feuerstein nahm erfolgreich an einer Fortbildung für Stützverbände teil.

    b. Herr Feuerstein hat erfolgreich an einem Seminar zum Thema »Stützverbände« teilgenommen.
    c. Herr Feuerstein hat an einem Weiterbildungsseminar für Stützverbände erfolgreich teilgenommen.

Frage 9:
a. Er formuliert treffend und kann andere überzeugen.
b. Er überzeugte durch seine Ausdrucksfähigkeit und Überzeugungskraft.
c. Seine Formulierungsgabe und die rhetorischen Fähigkeiten überzeugen.

Frage 10:
a. Die Entscheidung zum schrittweisen Abbau von Verwaltungskosten hat er in die Praxis umgesetzt.
b. Es ist ihm gelungen, die Verwaltungskosten schrittweise abzubauen.
c. Er hat die Entscheidung der Geschäftsleitung zum schrittweisen Abbau von Verwaltungskosten konsequent umgesetzt.

Frage 11:
a. Im Umgang mit Patienten und Angehörigen verfügt Herr Meier jederzeit über ein der Situation angemessenes Kommunikationsverhalten.
b. Herr Meier stellt zu den Patienten und ihren Angehörigen schnell einen Gesprächsfaden her.
c. Herr Meier findet schnell Kontakt zu seinen Patienten und bezieht die Angehörigen mit ein.

Frage 12:
a. Herr Kunz unterstützt seine Mitarbeiter dabei, den Umgang mit neuen Medien noch besser für sich nutzen zu können.

b. Herr Unger unterstützt seine Mitarbeiter dabei, den Umgang mit den neuen Medien noch besser zu nutzen.
c. Die Mitarbeiter erfahren Unterstützung durch Herrn Unger, um die neuen Medien noch besser für sich nutzen zu können.

Frage 13:
a. Aufgrund seines hervorragend praktizierten Führungsstils wurden Probleme unter großer Beteiligung des gesamten Mitarbeiterteams schnell und effektiv gelöst.
b. Er löst die Probleme gemeinsam mit seinen Mitarbeitern schnell und effizient.
c. Mit seinem mitarbeiterorientierten Führungsstil löst er die Probleme schnell und effizient.

Frage 14:
a. Frau Mustermann beeindruckte durch ihr Engagement und ihre Entscheidungsfreude.
b. Engagement und Entscheidungsfreude gehören zu ihren Stärken.
c. Frau Mustermann arbeitet engagiert und ist entscheidungsfreudig.

Frage 15:
a. Herr Wetter ist Anfang diesen Jahres zum Abteilungsleiter befördert worden.
b. Herr Wetter ist Anfang dieses Jahres zum Abteilungsleiter befördert worden.
c. Anfang diesen Jahres wurde Herr Wetter zum Abteilungsleiter befördert.

Lösungen siehe Seite 39

Sachlich und knapp

Der Text eines Arbeitszeugnisses ist eine Information für einen Dritten, zum Beispiel für einen Personalreferenten oder Personalberater über die Tätigkeit (Verantwortung, Befugnisse) und die Beurteilung der Arbeitsleistung und des Sozialverhaltens.

Wer Bewerbungsunterlagen liest und bewertet, hat wenig Zeit für das einzelne Arbeitszeugnis und manchmal auch wenig Lust dies genau zu studieren. Daraus ergibt sich, dass die Informationen im Arbeitszeugnis sachlich, knapp und übersichtlich gegliedert sein sollten. Für Zeugnisaussteller heißt das: Das Zeugnis muss leicht lesbar formuliert sein: kurze, klare Sätze, konkret und anschaulich. Negativ ausgedrückt: keine Bandwurmsätze, wenig Hauptwörter, keine abstrakten Formulierungen. Sie hemmen den Lesefluss.

Klare, einfache, kurze, präzise Sätze
Nicht: Herr M. gab den Wünschen der Kunden höchste Priorität; umfassende, zuvorkommende Beratung und zügige Erledigung waren für ihn eine Selbstverständlichkeit.
Sondern: Herr M. arbeitet kundenorientiert.

Konkret und anschaulich schreiben

Um die Arbeitsleistung zu beschreiben reicht es nicht aus, eine pauschale Aussage zu machen, wie zum Beispiel »Sie hat zu unserer vollsten Zufriedenheit gearbeitet« (Zeugniscode). Man hat bei vielen Arbeitszeugnissen den Eindruck, dass man sich mit der Formulierung nicht viel Mühe gemacht und es eher als eine lästige Pflicht angesehen hat. Manche Zeugnisaussteller sind heilfroh, dass es den alten und verstaubten Zeugniscode noch gibt. Der Code dient ihnen als Alibi, nicht über andere sprachliche Möglichkeiten nachdenken zu müssen.

Beispiel: »Mit seinen Leistungen waren wir stets sehr zufrieden.«

Man könnte auch schreiben:
- Er zeigt gute Leistungen.
- Er hat Beachtliches geleistet, zum Beispiel ist es ihm gelungen, ...
- Er hat gute Arbeitsergebnisse erzielt: Die Patienten fühlen sich wohl und gut betreut.
- Sie arbeitet effizient, hat ihren Bereich neu strukturiert ...
- Sie erzielt auch unter schwierigen Bedingungen gute Resultate.

Kurze Sätze

Der Kurzsatzstil ist schon deshalb besser geeignet, weil ein Zeugnis leicht und schnell lesbar sein soll. Bandwurmsätze hemmen den Lesefluss.

1. Beispiel:
Seine verantwortungsvolle und gewissenhafte Arbeitsweise sowie seine hohe Zuverlässigkeit gewährleisten stets eine einwandfreie Ausführung seiner Arbeiten, die unsere uneingeschränkte und vollste Zufriedenheit fanden.

Kurzsatzstil:
Er ist sehr zuverlässig, arbeitet gewissenhaft und eigenverantwortlich und erzielt gute Ergebnisse.

2. Beispiel:
Herr K. ist ein zügig arbeitender Mitarbeiter, der seine Aufgaben mit großer Einsatzbereitschaft wahrnimmt und wegen seiner guten Aufgabenerfüllung Sonderaufgaben übernimmt.

Kurzsatzstil:
Herr M. arbeitet zügig und engagiert und übernimmt bereitwillig Sonderaufgaben.

Gegenwart oder Vergangenheit?

Soll man ein Arbeitszeugnis in der Gegenwarts- oder Vergangenheitsform formulieren? Beides ist möglich. Die Beurteilung der Arbeitsleistung bezieht sich eindeutig auf die Vergangenheit. Bei der Beurteilung von Können, Eigenschaften und Fähigkeiten wirkt die Vergangenheitsform merkwürdig:
- Sie war ehrlich und fleißig.
- Sie war intelligent.
- Sie verfügte über ein ausgezeichnetes Fachwissen.

Es ist eher unwahrscheinlich, dass sie nicht mehr ehrlich, fleißig und intelligent ist und ihr das ausgezeichnete Fachwissen über Nacht abhanden gekommen sein sollte. Was spricht eigentlich dagegen, Arbeitszeugnisse in der Gegenwartsform zu schreiben? Nichts:
- Er hat gute Ideen.
- Er ist intelligent und fleißig.

Die Gegenwartsform ist auch sachlich korrekt. Das Zeugnis wird auf den letzten Arbeitstag datiert. Zum Zeitpunkt des Ausscheidens gehört der Mitarbeiter noch zum Unternehmen. Übrigens, ein in der Gegenwartsform formuliertes Zeugnis klingt besser, frischer, lebendiger.

Weniger Substantive, mehr Verben

Substantive können einen Text holprig machen. Wenn schon ein Hauptwort, dann nicht so aufgebläht. Das »Problem« wird zur Problematik oder zum Problemlösungspotenzial, das »Thema« wird zur Thematik, das Argument zur Argumentation, das Ziel zur Zielsetzung und die Frage zur Fragestellung.

1. Beispiel:
»Aufgrund seiner umsichtigen und effizienten Arbeitsweise erbrachte er stets eine gute Leistung.«

Einfacher ausgedrückt:
Sie arbeitet sorgfältig, effizient und erzielt gute Ergebnisse.

2. Beispiel:
Auch bei größten Anforderungen erbrachte er konstant eine exzellente Leistung, ließ sich dabei beispielhaft von der Maxime der Wirtschaftlichkeit leiten und berücksichtigte kompetent branchenbezogene Entwicklungen.

Kurz gesagt:
Er arbeitet wirtschaftlich, ist technisch auf der Höhe der Zeit und erzielt sehr gute Ergebnisse.

Aufgebläht

In Arbeitszeugnissen hat sich eine schlechte Gewohnheit breit gemacht: Man schreibt ausholende, weitschweifige Sätze und hält das für einen »gehobenen Stil«, den man wegen der besonderen Leistung für angemessen hält. Gerade bei Führungskräften bemühen sich manche Zeugnisaussteller redlich, einen Stil zu finden, der auch der Bedeutung der Position gerecht wird.

Beispiel:
Frau X verfügt über ein auch in den Randbereichen tiefgehendes Fachwissen, welches sie unserer Einrichtung in gewinnbringender Weise zur Verfügung stellte.

Was wollte uns der Zeugnisschreiber mitteilen? Frau X ist fachlich kompetent und kann ihr Wissen gut umsetzen. Das Beiwerk ist überflüssig, weil es selbstverständlich ist, was auch die folgenden Beispiele zeigen. Platzfüller, redundant, heiße Luft:
- Wir haben Herrn M. als Persönlichkeit schätzen gelernt, die sich voll für die betrieblichen Interessen einsetzte, sich vorbildlich mit der Unternehmenskultur identifizierte und in jeder Situation bewusst die Mitverantwortung trug.

- Wir danken Herrn B. für scinc jahrclange hervorragende Mitarbeit und seinen selbstlosen Einsatz für unser Unternehmen.
- Unbedingt erwähnenswert ist, dass der Gütegrad seiner Leistung durchgängig äußerst hoch war.
- Es war ihm stets ein absolutes Bedürfnis, gemeinsam Ziele optimal zu erreichen.
- Es gelang ihm in ausgezeichneter Weise, Motivation zu erzeugen und seine Mitarbeiter zu produktiven Leistungen zu ermuntern, die letztlich dem Unternehmensziel in hervorragender Weise zugute kamen.

Zu guter Letzt:
Wir verlieren in Herrn X einen exzellenten Fachmann und eine erfolgreiche Führungskraft. Herr X. erfreute sich bei Vorgesetzten, Kollegen, Geschäftsfreunden und Mitarbeitern großer Beliebtheit und Wertschätzung. Wir danken Herr X. für seine langjährige, hervorragende Mitarbeit und seinen selbstlosen Einsatz. Wir sind ihm zu großem Dank verpflichtet ...

Bis hierher könnte man diesen Text für einen Nachruf halten. Aber es geht weiter:

... und wünschen ihm für seinen weiteren Lebensweg beruflich alles Gute und viel Erfolg.

Es handelt es sich um das Arbeitszeugnis einer Führungskraft.

Tote Verben

Verben sind schlicht und anschaulich. Aber es gibt auch schlechte und tote Verben, die man vermeiden sollte: Sich befinden, liegen, gehören, sich handeln um.

Beispiele aus Arbeitszeugnissen:
- Zu seinen Aufgaben gehören ...
- Es handelt sich um eine fleißige Mitarbeiterin ...
- Der Aufgabenbereich beinhaltet auch ...

Es finden sich auch falsche Verben in Arbeitszeugnissen: Abändern statt ändern, absenken statt senken, abmildern statt mildern.

Adjektiv (Beiwort)

Stehende Beiwörter sind überflüssig, wie »der weiße Schimmel«:
- die ihm übertragenen Aufgaben
- die brennende Frage
- der bittere Ernst
- die gezielten Maßnahmen
- die feste Überzeugung
- das notwendige Vertrauen

Adjektive sind dann sinnvoll, wenn sie nichts Selbstverständliches ausdrücken:
- der fähige Mitarbeiter
- der erfahrene Fachmann
- ein kreativer Kopf
- ein geschickter Verhandlungspartner
- ein ideenreicher Mitarbeiter

Was hat es mit diesen Formulierungen auf sich?
- Wir bestätigen gerne, dass ...
- Wir bescheinigen ...
- Nur der guten Ordnung halber ...

Das sind Überreste obrigkeitsstaatlichen Behördendeutschs. Man findet solche Formulierungen schon in Arbeitszeugnissen, die hundert Jahre und älter und im Museum für Arbeit in Hamburg archiviert sind.

Lösungen zum Test Arbeitszeugnisse formulieren
1 b, 2 b, 3 c, 4 b, 5 c, 6 b, 7 c, 8 b, 9 a, 10 b, 11 c, 12 b, 13 b, 14 c, 15 c

6. Zeugnisse schreiben: Die Organisation

Soll-Ist-Vergleich

Die Beurteilung der Leistung ist ein Soll-Ist-Vergleich. Die Anforderungen an den Stelleninhaber werden den tatsächlichen Arbeitsleistungen gegenübergestellt.

Beurteilung

Die Beurteilung der Leistung kann nur der unmittelbare Vorgesetzte vornehmen und nicht die Personalabteilung oder die Stelle, die das Zeugnis ausstellt. Doch ein Vorgesetzter braucht Unterstützung, nach welchen Kriterien er beurteilen soll. Das Unternehmen sollte dem Vorgesetzten ein Beurteilungsformular geben, das sich der Zeugnisstruktur anpasst und bereits die persönlichen Daten enthält (siehe weiter unten).

Struktur

Persönliche Daten: Vorname, Name, Geburtsdatum
Art + Dauer der Beschäftigung: Eintritt: … /Befristung von … bis …
Aufgaben/Verantwortung (in Stichworten)
Die wichtigsten Anforderungen (rechtlich nicht zwingend)

Beurteilung Qualifikation und Leistung:
- fachliche + soziale Kompetenz,
- Arbeitsleistung (positive Arbeitsergebnisse),
- Führungsleistung.

Verhalten im Arbeitsverhältnis:
Gegenüber Patienten, Vorgesetzten, Mitarbeitern, Kollegen

Art der Beendigung:
- eigener Wunsch,
- betriebliche Gründe,
- verhaltensbedingte Gründe.

Abschlusssatz: Bedauern, Dank, Zukunftswünsche

Ausstellungsdatum/Unterschrift

Aufgabenbeschreibung

Bei der Beschreibung der Aufgaben sind dem Arbeitgeber enge Grenzen gesetzt. Die Tätigkeitsbeschreibung muss so präzise sein, dass sich ein Dritter ein Bild machen kann, wie etwa eine Firma, die einen Bewerber einstellen will. Die Beschreibung der Aufgaben und der Verantwortung muss nicht unbedingt in Prosa erfolgen. Eine Auflistung in Stichworten ist nicht nur zulässig, sondern wegen der Lesbarkeit auch zweckmäßig.

Probleme bei der Aufgabenbeschreibung treten oft dann auf, wenn der Mitarbeiter eine längere Zeit im Unternehmen gearbeitet und verschiedene Tätigkeiten ausgeübt hat. Steigt ein Altenpfleger nach einigen Jahren zum Pflegedienstleiter auf und verlässt nach weiteren vier Jahren das Unternehmen, ist es noch einfach. Man wird ohne Schwierigkeiten die Zeit als Altenpfleger erwähnen und die Aufgaben als Pflegedienstleiter beschreiben und diese Leistung beurteilen. Komplizierter könnte es werden, wenn der Pflegedienstleiter in die Funktion des Leiters der Sozialstation wechselt, nach ein paar Jahren zum Geschäftsführer befördert wird und nach weiteren sechs Jahren das Unternehmen verlässt. Was soll man in einem solchen Fall tun, wenn keine Zwischenzeugnisse erstellt wurden? Der Mitarbeiter hat einen Anspruch darauf, dass alle Tätigkeiten beschrieben und beurteilt werden. Das Zeugnis bezieht sich auf die Gesamtdauer der Beschäftigung. Sind bereits Zeugnisse ausgestellt worden, wird darauf verwiesen.

Sind keine Zwischenzeugnisse ausgestellt worden, müssen alle Tätigkeiten beschrieben und beurteilt werden. In der Praxis löst man das Problem, indem man alle Tätigkeiten erwähnt, aber die letzte ausführlich beschreibt. Die Beurteilung der Leistung bezieht sich dann auf alle Tätigkeiten.

Fachliche Qualifikation

Neben dem Fachwissen sind Fremdsprachen, PC-Kenntnisse und Weiterbildungslehrgänge zu erwähnen. Bei den Fremdsprachenkenntnissen ist auch der Grad der Beherrschung anzugeben. Ich empfehle folgende Abstufung:
- Grundkenntnisse,
- gut,
- sehr gut,
- fließend in Wort und Schrift,
- verhandlungssicher.

Bei den PC-Kenntnissen ist auch der Hinweis darauf notwendig, was einige schon als »Standard« ansehen, wie Anwenderkenntnisse in MS-Office (Excel, Windows).

Leistung

Das Fachwissen, die geistigen, kreativen und sozialen Fähigkeiten und die Lern- und Veränderungsbereitschaft gehören beim Arbeitszeugnis zur »Leistung«. Zur eigentlichen Arbeitsleistung zählt man:
- die Arbeitsweise (selbständig, effizient, sorgfältig),
- den Arbeitseinsatz (engagiert, begeistert, zielorientiert),
- die Arbeitsergebnisse (Ziele erreicht, Nutzen, Erfolg).

Bei Führungskräften gehört zur Arbeitsleistung auch die Führungsleistung. Die Führungsleistung hat etwas zu tun mit den Führungsfähigkeiten und dem tatsächlichen Führungsverhalten. Die Führungsleistung wird heute etwas anders definiert als vor dreißig Jahren. Führungskräfte müssen Impulse geben, Veränderungen einleiten, die Mitarbeiter bei ihrer Arbeit unterstützen und sie in ihrer Entwicklung fördern. Sie müssen Konflikte fair lösen und die Probleme in Teamarbeit bewältigen. Führungskräfte gehören selbst zum Team, sie sind ein Teil der Gruppe. Sie müssen deshalb fähig sein, zu koordinieren, ausgleichend zu wirken und menschliche Nähe und Vertrauen herzustellen. Dazu gehört Empathie, offen zu sein für Kritik und eigene Fehler einzugestehen.

Austrittsgründe

Grundsätzlich ist es so, dass aus rechtlichen Gründen keine Angaben über die Entlassungsgründe und die Art und Weise der Beendigung des Arbeitsverhältnisses (z.B. Aufhebungsvertrag, Kündigung) gemacht werden dürfen, weder bei einfachen noch bei qualifizierten Zeugnissen. Es gibt Ausnahmen, z.B. bei schwerem Vertragsbruch des Arbeitnehmers, wie etwa Unterschlagung oder Diebstahl. Folgende Formulierungen sind zulässig:

Eigenkündigung: »Verlässt das Unternehmen auf eigenen Wunsch.«

Kündigung, verhaltens- oder personenbedingt: »Das Arbeitsverhältnis endet am ... «

Kündigung, betriebsbedingt: wegen Personalabbau, Umsatzrückgang, struktureller Anpassung, Rationalisierung

Auch bei diesen Formulierungen kann der Mitarbeiter darauf bestehen, dass sie nicht im Zeugnis erscheinen

Abschlusssatz (Bedauern, Dank, Zukunftswünsche)

»Wir bedauern das Ausscheiden dieses tüchtigen Mitarbeiters, danken ihm für die engagierte Mitarbeit und wünschen ihm für die Zukunft alles Gute.«

Der Zeugnisleser kann sicher sein, dass eine solche Formulierung nur in guten und sehr guten Zeugnissen steht.

Die meisten Arbeitszeugnisse enthalten das »Bedauern« nicht, der Schlusssatz beschränkt sich auf den Dank für die Mitarbeit und die Zukunftswünsche. Fehlt das »Bedauern« heißt das noch lange nicht, dass der Mitarbeiter schlechte oder nur durchschnittliche Leistungen gezeigt hat. Das wäre ein Trugschluss, auch und gerade bei Führungskräften. Es gibt viele Gründe, sich zu trennen, ohne dass es gleich zu einem Zerwürfnis oder gar zu einer menschlichen Tragödie kommen muss.

Wo Menschen miteinander arbeiten, kommt es unweigerlich zu Spannungen und Konflikten. Das kann an der Arbeit, der Organisation oder auch am Chef liegen, weil etwa die Wellenlänge nicht stimmt. Wird das Ausscheiden im Arbeitszeugnis auch nicht bedauert, kann es sich sehr wohl um einen exzellenten Fachmann oder eine ausgezeichnete Mitarbeiterin handeln. Das Bundesarbeitsgericht hat entschieden, dass der Abschlusssatz nicht zum gesetzlichen Bestandteil des Zeugnisses gehört. Der Mitarbeiter hat deshalb keinen Rechtsanspruch darauf (siehe Kapitel 9).

Einvernehmliche Trennung

Die Formulierung »Die Trennung erfolgt im gegenseitigen Einvernehmen« oder »in bestem Einvernehmen« muss ein Mitarbeiter nicht akzeptieren, denn es bedeutet, dass die Initiative für die Trennung vom Arbeitgeber ausgegangen ist.

Wie formuliert man die einvernehmliche Trennung im Arbeitszeugnis? Es gibt drei Möglichkeiten:

- ✖ Man erwähnt die Art der Trennung nicht. Das geht nur auf Wunsch des Mitarbeiters.

✽ Die Firma schreibt: »… auf eigenen Wunsch«
✽ »Das Arbeitsverhältnis endet am … «

Über die Formulierung könnte man sich vorab im Aufhebungsvertrag einigen.

Arbeitsablauf Zeugniserstellung

Mitarbeiter verlangt qualifiziertes Zeugnis.

Personalabteilung bereitet das Formular »Beurteilungsbogen Arbeitszeugnis« und das Formular »Selbstbeurteilung« vor und schickt es dem zuständigen Vorgesetzten.

Vorgesetzter beurteilt Leistung und Verhalten und berücksichtigt die Selbstbeurteilung. Gespräch mit dem Mitarbeiter über die Beurteilung und die Gründe des Ausscheidens.

Vorgesetzter schickt den Beurteilungsbogen ausgefüllt an die Personalabteilung zurück. Personalabteilung formuliert den Zeugnisentwurf.

Zeugnisentwurf geht an den Vorgesetzten zurück. Evtl. noch Änderungen oder Ergänzungen, dann an die Personalabteilung zurück.

Personalabteilung erstellt Endfassung. Aushändigung an Mitarbeiter am letzten Arbeitstag zusammen mit den Arbeitspapieren.

Beteiligung des Mitarbeiters
Es ist zweckmäßig, den Mitarbeiter einzubeziehen. Was die Aufgabenbeschreibung betrifft, weiß er besser, wofür er zuständig war, was er selbständig und eigenverantwortlich erledigt hat. Außerdem kann es nützlich sein, vom Mitarbeiter selbst zu erfahren, welche

Fähigkeiten und Stärken er bei welchen Arbeiten einsetzen konnte und welche positiven Arbeitsergebnisse er dabei erzielt hat.

Selbsteinschätzungsbogen Arbeitszeugnis

Name:

Funktion:

1. Aufgaben/Verantwortung

Bitte listen Sie Ihre Aufgaben in Stichworten auf und kennzeichnen Sie die Aufgaben, die Sie selbständig und eigenverantwortlich erledigt haben, mit einem x.

2. Worin besteht Ihr Beitrag zum Unternehmensganzen?

3. Was muss man unbedingt können, um Ihre Aufgaben zu erfüllen?

4. **Welche Ihrer Fähigkeiten (Stärken) konnten Sie bei Ihrer Arbeit bei welchen Tätigkeiten einsetzen?** (Beispiel: Rhetorisches Talent bei Verhandlungen und Präsentationen)

5. **Nennen Sie ein paar Beispiele für positive Arbeitsergebnisse, die Sie alleine oder im Team erzielt haben?** (z. B. Ziele erreicht, Ideen eingebracht, in Projektgruppen mitgearbeitet, Vorschläge für Einsparungen usw.) Bitte evtl. gesondertes Blatt benutzen.

6. **Nur für Führungskräfte.** Beschreiben Sie an einem Beispiel die Beziehungen und den Umgang mit Ihren Mitarbeitern.

7. **Was sonst noch wichtig ist:**

Ort/Datum   **Unterschrift**

7. Vom Beurteilungsbogen zum Endzeugnis

Beurteilungsbogen

Die Bewertung erfolgt nicht nach Schulnoten, sondern ist das Ergebnis eines Soll-Ist-Vergleichs: Die Anforderungen (Soll) werden den Fähigkeiten (Stärken) und der tatsächlichen Arbeitsleistung gegenüber gestellt (Ist). Die Leistung drückt sich in den positiven Arbeitsergebnissen aus.

Das Deckblatt des Beurteilungsbogens füllt die Personalabteilung oder die Stelle aus, die das Zeugnis ausstellt.

Ausgangslage

Die examinierte Altenpflegerin Karin Struck (Vollzeitkraft 40 Stunden) kündigt fristgemäß ihr Arbeitsverhältnis aus persönlichen Gründen (Wohnortwechsel) und bittet im Kündigungsschreiben um ein qualifiziertes Arbeitszeugnis.

Der Geschäftsführer des ambulanten Pflegedienstes schickt den »Beurteilungsbogen Arbeitszeugnis« an die Pflegedienstleiterin, Frau Schwarz, mit der Bitte, die Leistung und das Sozialverhalten zu beurteilen und den Beurteilungsbogen auszufüllen, d.h. die zutreffenden Bausteine anzukreuzen und die Leistung individuell (Stärken und Arbeitsergebnisse) zu formulieren.

Zusammen mit dem Beurteilungsbogen schickt er der PL einen »Selbsteinschätzungsbogen«, den die Mitarbeiterin ausfüllen soll.

Beurteilungsbogen Arbeitszeugnis

Empfänger: Frau Bettina Schwarz (Beurteilende Vorgesetzte)
Bitte prüfen Sie, ob die Angaben über Aufgaben und Anforderungen stimmen, kreuzen sie die zutreffenden Texte an, ergänzen oder ändern Sie die Formulierungen.

Mitarbeiter(in): Frau Karin Struck

Beschäftigt vom: 1. März 2001 **bis** 30. Juni 2005 **als** examinierte Altenpflegerin (ambulante Pflege, Vollzeit 40 Stunden)

1. Aufgaben/Verantwortung
- Alte Menschen selbständig beraten, unterstützen, pflegen,
- Grund- und Behandlungspflege,
- Pflegeanamnese erheben,
- Einschätzung des Pflegebedarfs und Erstellung eines individuellen Pflegeplans,
- Prophylaxen anwenden,
- Betreuung und Pflege Sterbender,
- Beratung der Angehörigen,
- Pflegeverrichtungen dokumentieren,
- Anleitung von Pflegehilfskräften.

2. Anforderungen
- Ausbildung als Krankenschwester bzw. Altenpflegerin,
- körperlich und psychisch belastbar,
- Einfühlungsvermögen,
- Flexibilität,
- praktische Intelligenz,
- kommunikativ, kontaktstark,
- Freude an der Arbeit mit alten Menschen.

3. Fachkompetenz

Fachwissen/Fachkönnen
- (X) Frau xxx ist eine erfahrene und kompetente Fachfrau, die ihre Aufgaben engagiert anpackt.
- ( ) Frau xxx ist fachlich kompetent. Sie hat ein exzellentes Fachwissen, das sie auch umsetzen kann.
- ( ) Sie ist eine erfahrene Altenpflegerin, die ihr Wissen gut umsetzen kann.
- ( ) Sie kann ihr ausgezeichnetes Fachwissen gut in die Praxis umsetzen.
- ( ) Sie besitzt Spezialkenntnisse auf dem Gebiet ...
- ( ) Ihr Fachwissen liegt weit über dem Durchschnitt.
- ( ) Sie hat ein akzeptables Fachwissen, das sie in die Praxis umsetzen kann.
- ( ) Sie erfüllt die fachlichen Voraussetzungen.
- ( ) Ihr Fachwissen entspricht voll den Anforderungen.
- ( ) Ihr Fachwissen liegt über dem Durchschnitt.
- ( ) Frau xxx ist fachlich versiert. Sie besitzt eine langjährige Berufserfahrung und kann ihr Können gut umsetzen.
- ( ) Ihr fachliches Können übertrifft die Anforderungen.
- ( ) Sie ist fachlich kompetent und löst auch schwierige Aufgaben und Probleme.

EDV- und PC-Kenntnisse
- ( ) Sie hat gute EDV-Kenntnisse (Hycare)
- ( ) Sie beherrscht den PC (MS-Office).
- ( ) Sie kann gut mit dem PC umgehen und beherrscht Word und Excel.

Weiterbildung
- ( ) Sie hat sich beruflich weitergebildet und ist auf der Höhe der Zeit. Sie hat interne und externe Kurse und Seminare besucht, u.a. zu den Themen ...

( ) Sie ist wissbegierig und beschäftigt sich auch in ihrer Freizeit mit Themen ihres Fachgebiets.
( ) Sie ist lernwillig und hat freiwillig Seminare besucht zu den Themen ...
(X) Sie hat interne Weiterbildungsveranstaltungen besucht, u.a. zu den Themen Begleitung Sterbender, Hygiene und Sicherheit, Umgang mit Demenz-Patienten

Geistige + kreative Fähigkeiten
Auffassungsgabe, logisches Denken, Einfallsreichtum, Organisationstalent, pädagogisches Geschick, sprachliches Ausdrucksvermögen, Verhandlungsgeschick, Urteilsvermögen
( ) Sie hat eine gute Auffassungsgabe und weiß schnell, worauf es ankommt.
(X) Sie hat einen gesunden Menschenverstand und geht praktisch an die Lösung von Aufgaben und Problemen heran.
( ) Sie kann Arbeitsabläufe analysieren und neu strukturieren.
( ) Sie hat originelle Einfälle und liefert gute Beiträge bei der Arbeit im Team.
( ) Sie entwickelt Konzepte, die diskutiert, erprobt und realisiert werden.
(X) Sie erfasst schnell schwierige Situationen und macht in Notfällen das Richtige.
( ) Sie plant ihre Arbeit systematisch und setzt Prioritäten.
( ) Bei der Einarbeitung neuer Mitarbeiter zeigt sie viel Geduld und pädagogisches Geschick.
(X) Bei der Einweisung von Pflegekräften und Praktikanten zeigt sie Geduld und viel Geschick.
( ) Sie leitet Mitarbeiter verständlich und sachgerecht an.
( ) Sie ist rhetorisch begabt und kann andere überzeugen.
( ) Sie bereitet Präsentationen professionell vor und kann die Ergebnisse ihrer Projektarbeit anschaulich darstellen.
(X) Die Pflegedokumentation ist sachgerecht und klar formuliert.

( ) Sie kann sich schriftlich und mündlich verständlich und präzise ausdrücken.
( ) Ihre Berichte, Briefe und E-Mails sind übersichtlich gegliedert und präzise formuliert.
( ) Sie bereitet sich auf Sitzungen gründlich vor und trägt ihre Ideen und Gedanken anschaulich vor.
( ) Sie bereitet sich intensiv auf Verhandlungen vor, sammelt Informationen, legt das gewünschte Ziel fest, reagiert flexibel auf Argumente der Verhandlungspartner, verliert ihr Ziel nicht aus den Augen und erzielt gute Erfolge.
( ) Sie verhandelt geschickt und erzielt gute Erfolge. Es ist ihr gelungen …
( ) Sie verhandelt klug und erzielt Ergebnisse, mit denen beide Seiten zufrieden sind.
( ) Sie schätzt Situationen realistisch ein und kommt zu einem sicheren Urteil.
( ) Sie besitzt Augenmaß und ist besonnen im Urteil.
(X) Sie ist eigenständig, überlegt und sicher im Urteil.

4. Soziale Kompetenz

( ) Sie ist anpassungsfähig, lernwillig und reagiert flexibel auf Veränderungen.
(X) Sie ist offen für neue Erfahrungen, sehr beweglich und stellt sich schnell auf neue Situationen ein.
( ) Sie hat eine optimistische Grundhaltung und eine gute Meinung von sich selbst.
( ) Sie hat großes Vertrauen in die eigene Leistungsfähigkeit und übernimmt bereitwillig Verantwortung.
( ) Sie ist loyal, vertrauenswürdig und hat eine positive Einstellung zur Arbeit.
(X) Sie ist zuverlässig und hält Termine ein. Die Patienten vertrauen ihr.
( ) Sie ist verträglich und kommt gut mit anderen zurecht.
( ) Sie ist umgänglich, kommuniziert offen und geht auf Menschen zu.

(X)   Sie hat Empathie und kann zuhören.
( )   Sie hat Feingefühl und kommt mit den unterschiedlichsten Menschen zurecht.
( )   Sie geht geduldig mit den Patienten um, erklärt ihnen, weshalb etwas notwendig ist und warum sie dies oder jenes tun oder unterlassen sollten.
(X)   Sie begegnet den Patienten mit Achtung und Respekt.
(X)   Sie hat Humor und zeigt menschliche Wärme. Die Patienten mögen sie.
( )   Sie strahlt Ruhe aus und hat immer ein tröstendes oder aufmunterndes Wort für ihre Patienten.
( )   Sie nimmt die Sorgen und Ängste der Patienten ernst, versorgt sie mit Informationen und erleichtert es ihnen so, sich einzuleben.
( )   Sie besitzt die Fähigkeit, die Balance zwischen Anteilnahme und Distanz herzustellen.
( )   Sie hat ein feines Gespür für Nähe und Distanz.
( )   Sie geht auf die Vorlieben und Wünsche ihrer Patienten ein und sorgt für eine kontinuierliche Betreuung.
( )   Es fällt ihr leicht, eine Beziehung zum Patienten aufzubauen und ihn in den Pflegeprozess zu integrieren.
(X)   Im Umgang mit Sterbenden zeigt sie viel Geduld, geht behutsam und würdevoll mit ihnen um und findet die richtigen Worte, auch für die Angehörigen
( )   Im Umgang mit Demenzkranken beweist sie besonderes Geschick und Einfühlungsvermögen.

Kommunikation/Kooperation
( )   Sie findet leicht Kontakt, ist offen in der Kommunikation und arbeitet kooperativ mit anderen zusammen.
( )   Sie ist umgänglich und kommt mit Patienten zurecht.
( )   Sie kann zuhören, findet schnell Kontakt und kann gut mit den Patienten und ihren Angehörigen umgehen. Es gelingt ihr, ein Klima des Vertrauens und der Sicherheit herzustellen.

( ) Sie arbeitet gern im Team und greift Kollegen unter die Arme, wenn sie Hilfe brauchen.
(X) Sie arbeitet gern im Team, unterstützt Kollegen, gibt Impulse und übernimmt Verantwortung.
( ) Sie trägt Konflikte offen aus, sucht den Ausgleich und konstruktive Lösungen.
( ) Sie reagiert auf Kritik, kann damit umgehen und zieht für sich die Konsequenzen.

Umgang mit Gefühlen
( ) Sie reagiert auch in emotional aufgeladenen Situationen überlegt und beherrscht.
( ) Sie reagiert angemessen auf die Gefühle ihrer Gesprächspartner, kann sich selbst schnell beruhigen und schlechte Stimmungen überwinden.

5. Arbeitsleistung

(Arbeitsweise, Arbeitseinsatz, Arbeitsergebnisse)
(X) Sie arbeitet selbständig, schnell, sorgfältig und effizient. Die Pflegeverrichtungen führt sie geschickt und sicher aus.
(X) Es gelingt ihr, die Wünsche und Bedürfnisse der Patienten mit der Wirtschaftlichkeit in Einklang zu bringen.
( ) Sie arbeitet gleichmäßig und erfüllt pflichtbewusst ihre Aufgaben.
( ) Sie arbeitet gewissenhaft und verantwortungsbewusst. Sie vergisst nichts Wichtiges.
(X) Sie bewahrt auch unter Stress ihre Gelassenheit und bleibt ruhig und selbstsicher.
( ) Sie ist flexibel und kommt mit unvorhersehbaren Situationen gut zurecht.
( ) Sie ist fleißig und hält Termine ein.
( ) Sie versteht es, ihre Arbeit zu planen, zu strukturieren und zu organisieren.

( ) Sie ist belastbar, arbeitet zügig und äußerst zuverlässig.
( ) Sie hat ihre Aufgaben gut organisiert und setzt Ressourcen wirtschaftlich ein.
( ) Sie packt ihre Aufgaben tatkräftig an und bringt sie auch unter schwierigen Bedingungen zu einem guten Abschluss.
( ) Sie verfolgt mit Ausdauer ihre Ziele und kommt zu guten Ergebnissen.
( ) Sie ist mit ihrer Aufgabe gewachsen und selbstsicherer und souveräner geworden.
(X) Sie ist eine talentierte Mitarbeiterin, körperlich belastbar und emotional stabil. Sie ist entscheidungsfreudig und übernimmt gerne Verantwortung.
( ) Bei der Verabreichung von Medikamenten handelt sie verantwortungsbewusst. Sie informiert den Patienten, überwacht die Anwendung, beobachtet die Wirkung und dokumentiert es.
( ) Sie setzt alles daran, die Erwartungen ihrer Patienten zu erfüllen.
( ) Sie ist fleißig und hält die Hygienevorschriften ein.
( ) Die Pflegeplanung und Pflegedokumentation wird optimal erstellt.
( ) Sie schätzt den Pflegebedarf realistisch ein und erstellt optimale Pflegepläne.
( ) Sie ist eine loyale Mitarbeiterin, die sich mit unserem Pflegedienst und den Zielen identifiziert.
(X) Sie ist eine Altenpflegerin, die Freude an ihrem Beruf hat, mit Herz und Verstand ihre Arbeit macht und viel Anerkennung bekommt von Patienten, Vorgesetzten und Kollegen.
( ) Sie hat mit ihrem Engagement wesentlich zum positiven Gesamtergebnis beigetragen.
(X) Sie hat in der Projektgruppe »Qualitätsstandards« engagiert mitgearbeitet, Vorschläge gemacht und damit zum Gelingen beigetragen.

( ) Die Umstellung von Funktions- auf Bezugspflege hat sie tatkräftig unterstützt und damit wesentlich zum Erfolg beigetragen.
( ) Sie hat dafür gesorgt, dass unsere Qualitätsstandards aktualisiert und eingehalten werden.
(X) Sie hat immer ihre Ziele erreicht und damit einen nützlichen Beitrag zum Ganzen geleistet.
( ) Mit ihre Stärken (Empathie, Organisationstalent, Verantwortungsbereitschaft) hat sie ihre Aufgaben gut erfüllt und damit zum positiven Gesamtergebnis beigetragen.

6. Führungsleistung (entfällt)
(Führungsqualitäten, Auswahl, Beurteilung und Förderung von Mitarbeitern, Führungsleistung)
( ) Sie hat ein gutes Gespür und eine sichere Hand bei Auswahl und Einsatz ihrer Mitarbeiter.
( ) Sie sorgt dafür, dass ihre Mitarbeiter richtig eingesetzt und systematisch eingearbeitet werden.
( ) Schwierige Mitarbeitergespräche führt sie mit Geschick und Fingerspitzengefühl.
( ) Sie denkt unternehmerisch und setzt Mitarbeiter und Material effizient ein.
( ) Sie nutzt Konflikte als Chance, die Situation zu klären und Veränderungen einzuleiten.
( ) Sie plant und organisiert ihren Verantwortungsbereich systematisch.
( ) Sie teilt ihre Zeit ökonomisch ein und macht das Wichtigste zuerst.
( ) Sie sucht ständig nach Möglichkeiten, die Arbeitsabläufe zu straffen und die Aufgaben besser zu bewältigen. Sie geht dabei auch neue Wege.
( ) Sie informiert ihre Mitarbeiter rechtzeitig und umfassend, vereinbart Ziele und kontrolliert die Ergebnisse.

- ( ) Sie hat guten Kontakt zu ihren Mitarbeitern. Das Arbeitsklima ist entspannt. Die Mitarbeiter haben Vertrauen zu ihr.
- ( ) Sie ermuntert ihre Mitarbeiter, eigene Vorschläge zu machen und unterstützt sie dabei, eigene Lösungen zu finden.
- ( ) Sie trifft klare Entscheidungen und setzt sie durch.
- ( ) Sie hört den Mitarbeitern zu, zeigt Empathie und unterstützt sie dabei, eigene Lösungen zu finden.
- ( ) Sie gibt Impulse und treibt Veränderungen voran. Dabei hilft sie, Ängste abzubauen, Vertrauen aufzubauen und Zuversicht zu verbreiten.
- ( ) Sie unterstützt ihre Mitarbeiter bei ihren Aufgaben und vermittelt ihnen das Gefühl, dass ihre Arbeit wichtig ist.
- ( ) Sie delegiert Aufgaben und Verantwortung, hat Vertrauen in die Fähigkeiten ihrer Mitarbeiter und gibt ihnen Freiräume für eigene Entscheidungen.
- ( ) Mit ihrem ruhigen und ausgeglichenen Wesen gelingt es ihr, Streit zu schlichten und Konflikte vernünftig zu lösen.
- ( ) Sie sagt ihren Mitarbeitern, was sie von ihnen erwartet und gibt ihnen eine Rückmeldung über ihre Leistung.
- ( ) Sie fördert die Entwicklung ihrer Mitarbeiter, unterstützt sie, neue Aufgaben zu übernehmen und sich weiter zu bilden.
- ( ) Sie hat ein partnerschaftliches Verhältnis zu ihren Mitarbeitern, ist offen für Kritik und gesteht eigene Fehler ein. Es besteht ein gegenseitiges Vertrauensverhältnis.
- ( ) Sie hat die Vorschläge der Projektgruppe »Qualitätsmanagement« umgesetzt, die Kosten gesenkt und die Dokumentation verbessert und damit erheblich zum positiven Gesamtergebnis unserer Einrichtung beigetragen.

7. Sozialverhalten (Verhalten im Arbeitsverhältnis)

(Gegenüber Patienten, Vorgesetzten, Kollegen, Mitarbeitern)

- (X) Sie ist offen, ehrlich und kollegial. Das Verhältnis zu ihrem Vorgesetzten ist stets korrekt.
- ( ) Ihr Verhalten gegenüber ihrem Vorgesetzten ist immer einwandfrei.

( ) Sie ist freundlich und hilfsbereit. Sie kommt mit ihrem Vorgesetzten gut aus, verhält sich immer loyal und hat ein gutes Verhältnis zu ihren Kollegen und Mitarbeitern.
( ) Sie kommt mit allen gut aus. Sie arbeitet mit Vorgesetzten, Kollegen und Mitarbeitern konstruktiv zusammen.
( ) Sie pflegt gute Beziehungen zu Vorgesetzten, Kollegen und Mitarbeitern; die Patienten mögen sie.
(X) Zu Patienten und ihren Angehörigen pflegt sie gute Kontakte.

Abschlusssatz, Grund des Ausscheidens
(X) Frau xxx verlässt uns heute auf eigenen Wunsch. Wir bedauern dies, danken ihr für die engagierte Mitarbeit und wünschen ihr für die Zukunft alles Gute und weiterhin viel Erfolg.
( ) Mit dem heutigen Tag verlässt uns Frau xxx auf eigenen Wunsch, was wir sehr bedauern. Wir danken ihr für die konstruktive Mitarbeit und wünschen ihr auf ihrem weiteren Berufsweg viel Erfolg.
( ) Frau xxx verlässt das Unternehmen heute auf eigenen Wunsch. Wir danken ihr für die gute Zusammenarbeit und wünschen ihr für die Zukunft alles Gute und viel Erfolg.
( ) Das Arbeitsverhältnis endet durch Fristablauf. Leider können wir Frau xxx keinen Anschlussvertrag anbieten. Wir danken für die Mitarbeit und wünschen ihr für die Zukunft alles Gute.
( ) Das Arbeitsverhältnis wird heute aus betrieblichen Gründen (= Gründe) beendet. Wir bedauern, dass es zu dieser Entwicklung gekommen ist, danken Frau xxx für ihre Mitarbeit und wünschen ihr für die Zukunft alles Gute.
( ) Das Zwischenzeugnis wird auf Wunsch der Mitarbeiterin wegen Wechsels des Vorgesetzten ausgestellt.

Bitte das ausgefüllte Beurteilungsformular bis zum 20. Juni 2005 an ... zurück.

Beurteilungsgespräch

Leistung und Sozialverhalten kann nur der unmittelbare Vorgesetzte beurteilen. Das gehört zu den Führungsaufgaben und kann nicht delegiert werden.

Wie bei jeder anderen Beurteilung auch kann man keine objektiven Aussagen über Verhalten, Eigenschaften, Fähigkeiten und Leistungen machen. Die Beurteilung des Vorgesetzten wird immer subjektiv sein und möglicherweise fehlerhaft, weil der beurteilende Vorgesetzte auch Fehler macht.

Nach der Rechtsprechung des Bundesarbeitsgerichts hat der Zeugnisaussteller einen »erheblichen Beurteilungsspielraum«. Danach ist es Sache des Arbeitgebers zu entscheiden, wie er Leistung und Verhalten bewertet.

Gesprächsziel

Wenn der Mitarbeiter das Unternehmen auf eigenen Wunsch verlässt, sollte der unmittelbare Vorgesetzte dieses Gespräch nutzen, etwas über die Gründe des Weggangs zu erfahren. Sind es nicht persönliche Gründe, besteht immer ein Zusammenhang mit der Arbeit, dem Arbeitsklima, den Arbeitsbedingungen und den zwischenmenschlichen Beziehungen.

Bevor Sie mit dem Mitarbeiter über die Beurteilung seiner Leistung sprechen, sollten Sie ihm den »Selbsteinschätzungsbogen« aushändigen und ihn bitten, diesen auszufüllen und vor dem Gespräch bei Ihnen abzugeben.

Das eigentliche Ziel eines solchen Beurteilungsgesprächs ist, den Mitarbeiter darüber zu informieren, wie der Vorgesetzte die Leistung und das Sozialverhalten beurteilt. Der Vorgesetzte sollte in diesem Gespräch einen Konsens oder Kompromiss anstreben.

Gesprächseröffnung

Eine gute Voraussetzung für ein offenes Gespräch ist eine positive Eröffnung:

»Es geht um Ihr Arbeitszeugnis. Ich als Ihr Vorgesetzter werde eine Beurteilung schreiben. Darüber möchte ich gerne mit Ihnen sprechen. Vorausschicken möchte ich, dass ich es sehr schade finde, dass Sie uns verlassen. Ich bedaure das sehr. Und ich würde auch gerne etwas über die Gründe erfahren, vor allem dann, wenn es etwas mit unserer Einrichtung zu tun hat, mit der Bezahlung oder mit dem Arbeitsklima. Zunächst aber würde ich gerne von Ihnen wissen, was Sie positiv sehen und was nicht. Beginnen wir mit dem letzten Punkt: Was fanden Sie gut hier bei uns?«

Gesprächsverlauf
Es geht um eine realistische und faire Einschätzung der Leistung durch den Vorgesetzten, trotz aller Subjektivität. Zur Fairness gehört, dem Mitarbeiter die Chance zu geben, Einwände gegen die Beurteilung vorzubringen und darüber zu diskutieren. Ein fairer Chef ist bemüht, Beurteilungsfehler zu vermeiden, Willkür auszuschalten und nicht dem Halo-Effekt zu erliegen, d.h. die Sympathie überstrahlt alle Fehler und Schwächen.

Gehen Sie dann anhand des »Beurteilungsbogens Arbeitszeugnisse« mit dem Mitarbeiter die einzelnen Beurteilungskriterien durch und teilen sie ihm ihre Bewertung mit. Reden Sie von sich aus nicht über seine Schwächen. Sprechen Sie von seinen Stärken und Fähigkeiten, die er bei seiner Arbeit einsetzen konnte. Sprechen Sie ausführlich über die Arbeitsleistung, die Arbeitsergebnisse und über den positiven Beitrag zum Ganzen.

Gesprächsabschluss
Versuchen Sie am Schluss des Gesprächs einen Konsens oder wenigstens einen Kompromiss über die wichtigsten Punkte der Beurteilung zu erzielen. Erläutern Sie das weitere Vorgehen: Sie geben den Beurteilungsbogen mit ihrer Bewertung jetzt an die Geschäftsleitung/Personalabteilung. Dort wird ein Zeugnisentwurf formuliert, der über den Vorgesetzten an den Mitarbeiter geht. Zu diesem Zeitpunkt können noch Korrekturen gemacht werden bevor die Endfassung geschrieben wird.

Zeugnisentwurf abschließend bearbeiten: Checkliste

✳ Stimmt die Reihenfolge? Erst Fachkompetenz, dann soziale Kompetenz usw.
✳ Passen die Sätze zu den Beurteilungskriterien?
✳ Absätze
✳ Gibt es Wiederholungen im Text?
✳ Wiederholen sich Satzanfänge hintereinander? Zum Beispiel: Frau Struck hat …,
✳ Frau Kramer zeigt …, Frau Struck arbeitet …, oder er besitzt …, er erzielt …
✳ Sprachliche Feinabstimmung:
✳ Nicht: Mit großem Bedauern haben wir zur Kenntnis genommen, dass uns Frau Struck zum 30. Juni verlässt.
✳ Sondern: Wir bedauern sehr, dass uns Frau Struck zum 30. Juni … verlässt …

Zeugnis Altenpflegerin amblante Pflege

Frau Karin Struck, geboren am 23. Mai 1966 ist am 1. März 2001 als examinierte Altenpflegerin (Vollzeit) bei uns eingetreten.

Die Sozialstation XYZ betreut ambulant alte, kranke und behinderte Menschen im Stadtteil.

Aufgaben/Verantwortung:
✳ Alte Menschen selbständig beraten, unterstützen, pflegen,
✳ Grund- und Behandlungspflege,
✳ Pflegeanamnese erheben,
✳ Einschätzung des Pflegebedarfs und Erstellung eines individuellen Pflegeplans,
✳ Prophylaxen anwenden,
✳ Betreuung und Pflege Sterbender,
✳ Beratung der Angehörigen,
✳ Pflegeverrichtungen dokumentieren,
✳ Anleitung von Pflegehilfskräften.

Voraussetzungen für diese Aufgaben sind eine gute körperliche und psychische Verfassung, Einfühlungsvermögen, Flexibilität und Freude an der Arbeit mit alten und kranken Menschen.

Frau Struck ist eine erfahrene und kompetente Altenpflegerin, die ihre Aufgaben engagiert anpackt. Sie hat sich ständig weitergebildet und interne Veranstaltungen besucht zu den Themen »Sterbebegleitung«, »Hygiene und Sicherheit« und »Umgang mit Demenzkranken.«

Frau Struck hat einen gesunden Menschenverstand und geht praktisch an die Lösung von Aufgaben und Problemen heran. Sie erfasst schnell schwierige Situationen und macht in Notfällen das Richtige. Bei der Einweisung von Pflegekräften und Praktikanten zeigt sie Geduld und viel Geschick. Die Pflegedokumentation ist sachgerecht und klar formuliert. Sie ist eigenständig und sicher im Urteil.

Frau Struck ist anpassungsfähig und offen für Veränderungen. Sie ist zuverlässig und hält Termine ein. Sie hat Empathie und kann zuhören. Sie begegnet den Patienten mit Achtung und Respekt. Sie hat Humor und zeigt menschliche Wärme. Die Patienten mögen sie.

Im Umgang mit Sterbenden zeigt sie viel Geduld, geht behutsam und würdevoll mit ihnen um und findet die richtigen Worte, auch für die Angehörigen.

Frau Struck arbeitet gern im Team, unterstützt Kollegen, gibt Impulse und übernimmt gerne Verantwortung. Sie arbeitet selbständig, schnell, sorgfältig und effizient. Die Pflegeverrichtungen führt sie geschickt und sicher aus. Sie bewahrt auch unter Stress ihre Gelassenheit und bleibt ruhig und selbstsicher. Es gelingt ihr, die Wünsche der Patienten mit der Wirtschaftlichkeit in Einklang zu bringen.

Frau Struck ist eine talentierte Mitarbeiterin, körperlich belastbar und emotional stabil. Sie ist eine Altenpflegerin, die Freude an ihrem Beruf hat, mit Herz und Verstand ihre Arbeit macht und viel Anerkennung bekommt von Patienten, Vorgesetzten und Kollegen. Sie hat u. a. in der Projektgruppe »Qualitätsstandards« engagiert mitgearbeitet, Vorschläge gemacht und damit zum Gelingen beigetragen. Sie hat ihre Ziele immer erreicht und damit einen nützlichen Beitrag zum Ganzen geleistet.

Frau Struck ist offen, ehrlich und kollegial. Sie hat ein gutes Verhältnis zu ihren Vorgesetzten und Kollegen. Zu Patienten und ihren Angehörigen pflegt sie gute Kontakte.

Mit dem heutigen Tag verlässt Frau Struck unsere Einrichtung auf eigenen Wunsch, was wir sehr bedauern. Wir danken ihr für ihre konstruktive Mitarbeit und wünschen ihr für die Zukunft alles Gute und weiterhin viel Erfolg.

Ort/Datum   Unterschrift Geschäftsführerin

8. Die Rechtsgrundlagen

Manche Zeugnisaussteller sind verunsichert, weil sie annehmen, dass ihre Rechtskenntnisse nicht ausreichen, um ein »rechtssicheres Zeugnis« auszustellen und haben deshalb Angst, dass es zu einem Prozess vor dem Arbeitsgericht kommt.

Wer die Grundsätze und die wichtigsten Urteile dazu kennt, muss kein Anwalt sein, um ein Zeugnis zu schreiben, dass den rechtlichen Vorgaben entspricht.

Gesetzlicher Anspruch

Der Zeugnisanspruch ergibt sich aus dem Gesetz und aus den Tarifverträgen. Im BGB (Neufassung 1.1.2003) ist der Anspruch so formuliert:

*§630 (Pflicht zur Zeugniserteilung) Bei der Beendigung eines dauernden Dienstverhältnisses kann der Verpflichtete von dem anderen Teile ein schriftliches Zeugnis über das Dienstverhältnis und dessen Dauer fordern.
Das Zeugnis ist auf Verlangen auf die Leistungen und die Führung im Dienste zu erstrecken. Die Erteilung des Zeugnisses im elektronischer Form ist ausgeschlossen.
Wenn der Verpflichtete ein Arbeitnehmer ist, findet §109 der Gewerbeordnung Anwendung.*

Der Wortlaut des §113 Gewerbeordnung wurde aktualisiert und als §109 neu gefasst:
(1) Der Arbeitnehmer hat bei Beendigung eines Arbeitsverhältnisses Anspruch auf ein schriftliches Zeugnis. Das Zeugnis muss mindestens Angaben zu Art und Dauer der Tätigkeit (einfaches Zeugnis) enthalten. Der Arbeitnehmer kann verlangen, dass sich die Angaben darüber hinaus auf Leistung und Verhalten im Arbeitsverhältnis (qualifiziertes Zeugnis) erstrecken.

(2) Das Zeugnis muss klar und verständlich formuliert sein. Es darf keine Merkmale oder Formulierungen enthalten, die den Zweck haben, andere als aus der äußeren Form oder aus dem Wortlaut ersichtliche Aussage über den Arbeitnehmer zu treffen.

(3) Die Erteilung des Zeugnisses in elektronischer Form ist ausgeschlossen.

Bei dieser Neufassung wurde das sprachlich veraltete Wort »Führung« durch »Verhalten im Arbeitsverhältnis« ersetzt. Man weiß, was gemeint ist, aber präzise und klar formuliert ist das nicht:

Mit »Verhalten im Arbeitsverhältnis« könnte auch das »Arbeitsverhalten« gemeint sein, die Art und Weise, wie jemand arbeitet: sorgfältig, termingerecht, fleißig, schnell, selbständig, was üblicherweise bei der »Leistung« beurteilt wird: Gemeint ist aber das Sozialverhalten im Unternehmen gegenüber Vorgesetzten, Kollegen, Mitarbeitern, Patienten, Angehörigen, Kunden.

Ansonsten ist positiv zu bewerten, dass ein wichtiger Punkt aus der Rechtsprechung in den Gesetzestext aufgenommen worden ist: Ein Zeugnis darf keine doppelbödigen Formulierungen enthalten; die Zeugnisaussagen müssen eindeutig sein, klar und verständlich formuliert.

Nach dieser Neuregelung ergibt sich der Zeugnisanspruch für alle Arbeitnehmer aus §109 Gewerbeordnung. Anspruch haben auch leitende Angestellte nach §5, Absatz 3 Betriebsverfassungsgesetz), Teilzeitkräfte, Aushilfen, Beschäftigte mit befristeten Arbeitsverträgen, Praktikanten und Zivildienstleistende. Auszubildende haben einen Anspruch nach §8 (1) Berufsbildungsgesetz. Ein einfaches Ausbildungszeugnis muss auch dann ausgestellt werden, wenn es nicht verlangt wird. Es muss vom Ausbilder unterschrieben sein. Der Mitarbeiter muss das Zeugnis ausdrücklich verlangen. Wer ein Zeugnis haben will, muss dies seinem Arbeitgeber mitteilen. Stellt ein Arbeitgeber von sich aus ein Zeugnis aus, kann der Arbeitnehmer das zurückweisen.

Zeugnisanspruch in der Schweiz

Einen gesetzlichen Anspruch auf ein qualifiziertes Zeugnis gibt es in Europa außer in Deutschland nur noch in der Schweiz. Der Anspruch steht im Artikel 330a Schweizerisches Obligationenrecht (OR):

Der Arbeitnehmer kann jederzeit vom Arbeitgeber ein Zeugnis verlangen, das sich über die Art und Dauer des Arbeitsverhältnisses sowie über seine Leistungen und sein Verhalten ausspricht. Auf besonderes Verlangen des Arbeitnehmers hat sich das Zeugnis auf Angaben über die Art und die Dauer des Arbeitsverhältnisses zu beschränken.

Einfaches oder qualifiziertes Zeugnis?

Ein Arbeitnehmer muss ein Zeugnis ausdrücklich verlangen.Er kann wählen zwischen einem einfachen und qualifizierten Zeugnis. Ein einfaches Zeugnis hat eher den Charakter einer Bescheinigung. Beispiel einfaches Zeugnis:

Herr Hans Meister, geboren am 11. 11.1979, ist seit 1.7.2004 als Pflegehelfer (Teilzeit 20 Stunden) bei uns beschäftigt.

Seine Aufgaben sind im Wesentlichen:
- ✖ Grund- und Behandlungspflege,
- ✖ Pflegedokumentation erstellen,
- ✖ hauswirtschaftliche Tätigkeiten.

Herr Meister verlässt uns heute auf eigenen Wunsch. Wir danken ihm für seine Mitarbeit und wünschen ihm für seine Zukunft alles Gute.

Kiel, den 30.6.2005   Unterschrift Pflegedienstleiter

Hätte Hans Meister ein qualifiziertes Zeugnis verlangt, müsste das Zeugnis auf »Führung und Leistung« erweitert werden. Unter »Führung« verstehen wir das »Sozialverhalten« oder wie es jetzt in §9 der Gewerbeordnung heißt: »Verhalten im Arbeitsverhältnis«. Mit »Leistung« ist nicht nur die Arbeitsleistung und das Arbeitsergebnis gemeint, sondern auch die Eignung, die fachliche und soziale Kompetenz. Bei Führungskräften sind auch die Managementfähigkeiten und die Führungsleistung zu beurteilen.

Fälligkeit

Das Arbeitszeugnis ist am letzten Tag der Beschäftigung fällig. Ein Arbeitnehmer kann aber schon beim Zugang der Kündigung oder bei Eigenkündigung ein vorläufiges Zeugnis verlangen. Wird ein Aufhebungsvertrag geschlossen, entsteht der Anspruch bei Vertragsabschluss, bei befristeten Arbeitsverträgen vor Ablauf der Befristung, mit Beginn der Kündigungsfrist.

Zwischenzeugnis

Wenn das Arbeitsverhältnis nicht beendet ist, aber ein triftiger Grund vorliegt, kann der Mitarbeiter ein Zwischenzeugnis verlangen:

- Versetzung,
- Wechsel des Vorgesetzten,
- Fortbildung,
- Beförderung,
- Einberufung zum Wehr- oder Zivildienst,
- Freistellung als Betriebsrat,
- Erziehungsurlaub,
- Betriebsübergang nach §613 a BGB,
- Höhergruppierung.

Das sind die Gründe, die von der Rechtsprechung anerkannt sind (Schaub: Arbeitsrechtshandbuch, §146, Seite 994). Das Bundesarbeitsgericht hat formuliert, was triftige Gründe sind (BAG 21.1.93, Betriebsberater 1993, S. 2309). Eine gesetzliche Regelung besteht nicht. Häufig gibt es einen tarifvertraglichen Anspruch.

Ein Arbeitnehmer kann nicht verlangen, dass die Formulierungen des Zwischenzeugnisses in das Endzeugnis übernommen werden, auch dann nicht, wenn sich in der Zwischenzeit nichts Wesentliches am Zeugnisinhalt verändert hat. Das ergibt sich aus der Formulierungsfreiheit des Arbeitgebers (Landesarbeitsgericht Düsseldorf, 2.7.1976, BB 1976, S. 1562).

Rechtsgrundsätze

Wahrheitspflicht
Ein Arbeitszeugnis muss wahr sein und alle wesentlichen Tatsachen enthalten, die für eine Gesamtbeurteilung von Bedeutung sind und an denen ein künftiger Arbeitgeber ein »berechtigtes, billigenswertes und schutzwürdiges Interesse« haben könnte. Dabei ist der Arbeitgeber nicht zur schonungslosen Offenbarung aller ungünstigen Vorkommnisse verpflichtet. Negative Beurteilungen sind nur dann zulässig, wenn sie für die gesamte Dauer der Beschäftigung charakteristisch waren.

Für die Richtigkeit muss der Zeugnisaussteller gerade stehen. Stellt sich später heraus, dass Zeugnisaussagen falsch sind, muss der Aussteller das Zeugnis zurückfordern und berichtigen. Das muss er aber nur dann tun, wenn es sich um eine »Kernaussage« handelt, wie etwa dann, wenn sich nach dem Ausscheiden herausstellt, dass der Mitarbeiter die Firma betrogen hat und im Arbeitszeugnis »Ehrlichkeit« bescheinigt worden ist. Im Zweifel geht Wahrheit vor Wohlwollen. (BAG 23.6.1960 – 5 AZ 560/58)

Verdachtsmomente dürfen nicht in das Zeugnis aufgenommen werden, auch dann nicht, wenn der Verdacht so schwer gewesen ist, dass er ein wichtiger Grund für die Kündigung war.

Erhebliche Tatsachen dagegen sind in das Zeugnis aufzunehmen, wie anhängige Straf- oder Ermittlungsverfahren (BAG 5.8.76 – AP Nr. 10 zu §630 BGB).

Wohlwollen
Das Zeugnis muss wohlwollend formuliert sein und darf das berufliche Fortkommen nicht ungerechtfertigt erschweren (BGH 26.11.63, DB 1964, S. 517). Beim Wohlwollen ist der Maßstab eines verständigen Arbeitgebers anzulegen.

Im Übrigen ergibt sich das verständige Wohlwollen auch aus der Fürsorgepflicht des Arbeitgebers.

Vollständigkeit
Vollständig heißt: Das Zeugnis darf keine Lücken enthalten. Es müssen alle für die Beurteilung der Leistung und der Führung wichtigen Dinge erwähnt werden. Der Zeugnisaussteller darf nichts auslassen, was der Zeugnisleser üblicherweise erwartet. So darf bei einer ehrlichen Kassiererin oder Hauspflegerin nicht der Hinweis fehlen, dass sie ehrlich ist.

Individualität
Der Arbeitgeber ist verpflichtet, Leistung und Führung individuell zu formulieren. Er darf keine schablonenhaften Formulierungen benutzen. Er muss vielmehr auf die unverwechselbaren Besonderheiten des Arbeitnehmers eingehen, nämlich darauf, was diesen Arbeitnehmer von anderen unterscheidet.

9. Aus der Rechtssprechung

Form

Ein Arbeitgeber ist nicht verpflichtet, ein Arbeitszeugnis in einer ganz bestimmten Form zu erstellen. Ein Arbeitnehmer kann verlangen, dass sein Arbeitszeugnis auf einem Geschäftsbogen geschrieben wird, ordentlich und sauber, im Format DIN A4 und zwar mit Schreibmaschine oder PC und nicht mit der Hand. Bei Rechtschreib- und Grammatikfehlern kann er eine Berichtigung verlangen (BAG, 5 AZR 182/92).

Formulierungsfreiheit/Beurteilungsspielraum

Der Zeugnisaussteller ist frei bei der Wortwahl und Satzstellung.

»*Dem Arbeitgeber ist nicht vorgegeben, welche Formulierungen er im Einzelnen verwendet. Auch steht ihm frei, welches Beurteilungsverfahren er heranzieht. Der Zeugnisleser darf nur nicht im Unklaren gelassen werden, wie der Arbeitgeber die Leistung einschätzt (Urteil Bundesarbeitsgericht vom 14.10.2003 – 9 AZR 12/03).*«

Aus diesem Urteil ist herauszulesen, dass eine Gesamtbeurteilung der Leistung im Zweifel notwendig ist. Das Bundesarbeitsgericht lässt allerdings offen, ob eine Endbeurteilung ein gesetzlich vorgeschriebener Bestandteil des Arbeitszeugnisses ist.

Aufgabenbeschreibung

Bei der Beschreibung der Tätigkeit sind dem Zeugnisaussteller enge Grenzen gesetzt. Bei der Bewertung von Führung und Leistung dagegen hat er einen beträchtlichen Beurteilungsspielraum (BAG AP zu §630 BGB). Er kann frei entscheiden, welche positiven und negativen Eigenschaften und Fähigkeiten er mehr hervorheben will als andere. Maßstab ist der durchschnittlich befähigte und vergleichbare Arbeitnehmer seines Betriebes ((BAG 17.2.88 – AP Nr. 17 zu §630 BGB).

Ein Zeugnis muss die Tätigkeiten so vollständig und genau wiedergeben, dass sich künftige Arbeitgeber ein klares Bild machen können. Unwesentliches darf der Zeugnisaussteller weglassen, nicht aber Aufgaben, die etwas mit den Kenntnissen und Leistungen des Arbeitnehmers zu tun haben. Der Zeugnisaussteller muss aber Tätigkeiten nicht erwähnen, die für eine Bewerbung keine Bedeutung haben. (BAG, Urteil vom 12.8.1976 – 3 AZR 720/75). Eine Aufgabenbeschreibung in Stichworten ist zulässig.

Beschreibt ein Zeugnisaussteller sehr ausführlich die Tätigkeiten, dann muss er sich in entsprechender Breite auch zu seinen Leistungen verhalten, weil sonst der Eindruck entsteht, der Arbeitgeber habe sich bemüht, aber im Ergebnis nichts geleistet (BAG 24.3.77 – AP Nr.12 zu §630 BGB). Die Formulierung der Anforderungen, die an den Stelleninhaber gestellt werden, sind bei ergebnisbezogenen Arbeitszeugnissen unentbehrlich, weil es sich um einen Soll-Ist-Vergleich handelt. Eine gesetzliche Pflicht dies zu tun besteht nicht.

Beurteilung der Leistung

Der Arbeitgeber hat einen Beurteilungsspielraum, der von den Arbeitsgerichten nur sehr begrenzt überprüfbar ist. »Voll überprüfbar«, so das Bundesarbeitsgericht, »sind dagegen die Tatsachen, die der Arbeitgeber seiner Leistungsbeurteilung zugrunde gelegt hat.«

Doch ein Arbeitgeber kann die »Tatsachen« ganz anders sehen als der Arbeitnehmer. Die Beurteilung der Leistung ist immer subjektiv und kann deshalb auch falsch sein, weil Menschen sich irren können. Das Problem ist objektiv und endgültig ohnehin nicht zu lösen. Wie steht es mit dem rechtlichen Aspekt dieses

Problems? Ein Arbeitnehmer schuldet vertraglich eine Leistung mittlerer Art und Güte (§243, Absatz 1 BGB), also eine »befriedigende Leistung«. Will ein Arbeitnehmer vor dem Arbeitsgericht eine bessere Bewertung erstreiten, hat er, so das Bundesarbeitsgericht »Tatsachen vorzutragen und zu beweisen, aus denen sich eine bessere Beurteilung ergeben soll.« Beurteilt der Arbeitgeber die Leistungen unterdurchschnittlich, also schlechter als »befriedigend«, ist er beweispflichtig.

Ein Arbeitgeber ist auch frei in seiner Entscheidung, ob er den sogenannten Zeugniscode (= hat stets zu unserer vollsten Zufriedenheit gearbeitet) verwendet oder eine nicht codierte Formulierung, wie etwa: »Er erzielt sehr gute Ergebnisse.« Das Bundesarbeitsgericht hat aus »Gründen der Rechtssicherheit« die Formulierungen des Zeugniscodes akzeptiert, obwohl sie wohlwollender klingen als sie gemeint sind (BAG 23.9.92 – 5 AZR 573/91). Das Zeugnis ist in deutscher Sprache zu schreiben. Auch in internationalen Unternehmen hat ein Mitarbeiter keinen Anspruch darauf, dass sein Zeugnis beispielsweise in englischer Sprache ausgestellt wird.

Ein Arbeitnehmer hat keinen Anspruch auf eine bestimmte Formulierung. Er kann nicht verlangen, dass die sprachlich verunglückte Formulierung »vollste Zufriedenheit« in »gute Leistungen« geändert wird und umgekehrt (BAG 29.7.71 – AP Nr. 6 zu §630 BGB).

Unterschrift

Neben dem Ausstellungsdatum muss der Arbeitgeber oder ein Bevollmächtigter das Zeugnis unterschreiben. Die Vertretungsmacht muss erkennbar sein (z.B. ppa = per Prokura). Das Zeugnis muss von einem Ranghöheren unterschrieben sein.

Verlust oder Beschädigung

Der Arbeitgeber ist verpflichtet ein neues Zeugnis auszustellen, wenn das alte beschädigt oder verloren gegangen ist, sofern dies keine größeren Schwierigkeiten macht. Es spielt dabei keine Rolle, ob der Zeugnisempfänger das zu vertreten hat. Man spricht hier von der vertraglichen Nebenpflicht des Arbeitgebers (LAG Hamm 15.7.86 – LAGE §630 BGB Nr. 5).

Grund des Ausscheidens

Grund und Art des Austritts dürfen ohne das Einverständnis oder gegen den Willen des Zeugnisempfängers aus dem Zeugnis nicht ersichtlich sein (LAG Düsseldorf 22.8.88 – LAGE §630 BGB, Nr.4). Auch die Formulierung »Das Arbeitsverhältnis wurde im gegenseitigen Einverständnis aufgelöst« darf der Arbeitgeber nur dann in das Zeugnis hineinschreiben, wenn der Mitarbeiter damit einverstanden ist.

Ein Hinweis auf einen Prozessvergleich ist unzulässig. Ein Auflösungsantrag nach §9 (1) Kündigungsschutzgesetz darf nicht im Zeugnis erscheinen (LAG Köln 29.11.90 LAGE §60 BGB Nr. 11). Bei einer fristlosen Kündigung seitens des Arbeitgebers darf nicht im Zeugnis stehen:

»*Das Arbeitsverhältnis endete durch fristlose arbeitgeberseitige Kündigung*«.

Zulässig wäre die Formulierung:

»*Das Arbeitsverhältnis endet am ...* « (LAG Düsseldorf 1.10.87, 9CA 2774/87).

Schlussformel: Bedauern, Dank, Zukunftswünsche

Das Bundesarbeitsgericht hat mit Urtcil vom 20. Februar 2001 (AZR 44/00) festgestellt, dass Schlussformeln in Arbeitszeugnissen häufig verwendet werden, aber trotzdem kein Anspruch darauf besteht. Die Schlussformel, so das Bundesarbeitsgericht, betrifft weder Führung noch Leistung und gehört nicht zu dem gesetzlich bestimmten Mindestinhalt des Arbeitszeugnisses.

Auf die übliche Praxis, Schlussformeln zu verwenden, wird dieses Urteil keinen Einfluss haben, weil Mitarbeiter solche Formulierungen erwarten. Das »Bedauern« wird wie bisher die Ausnahme bleiben und ist nach wie vor eine Empfehlung für jeden Arbeitnehmer.

Doppeldeutige Formulierungen

In Arbeitszeugnissen dürfen keine doppeldeutigen Formulierungen stehen, mit denen der Arbeitnehmer kritisiert wird. Das hat das Landesarbeitsgericht Hamm entschieden (Az: 4 Sa 630/98). Das Gericht hat der Klage einer Krankenschwester entsprochen. In ihrem Zeugnis stand eine Formulierung, mit der sie sich als aufsässige Mitarbeiterin gebrandmarkt sah:

»*Sie war sehr tüchtig und in der Lage, ihre eigene Meinung zu sagen.*«

Das Gericht hat in dieser Formulierung eine unzulässige Doppelbödigkeit gesehen und bei dieser Gelegenheit auch andere doppeldeutige Formulierungen für unzulässig erklärt. Der Gesetzgeber hat inzwischen diese Rechsprechung in §109 Gewerbordnung übernommen.

Fehlzeiten

Krankheitsbedingte Fehlzeiten, die zur Auflösung des Arbeitsverhältnisses geführt haben, dürfen nur dann im Arbeitszeugnis erwähnt werden, wenn sie mehr als die Hälfte der gesamten Beschäftigungszeit ausmachten. (Landesarbeitsgericht Chemnitz, 5 Sa 996/95)

Geknicktes Arbeitszeugnis

Ein Zeugnisaussteller darf das Zeugnis zweimal falten und in einen üblichen Briefumschlag stecken. Voraussetzung ist, dass das Originalzeugnis kopierfähig ist und die Knicke im Zeugnisbogen sich nicht auf den Kopien abzeichnen, z. B. durch Schwärzungen. (Bundesarbeitsgericht, Urteil vom 21.9.1999 – 9 AZR 893/98

Mitbestimmung des Betriebsrats

Ein Arbeitszeugnis ist eine Beurteilung. Nach §94 II Betriebverfassungsgesetz hat der Betriebsrat ein Mitbestimmungsrecht bei den Beurteilungsgrundsätzen. Dieses Mitbestimmungsrecht bezieht sich aber nicht auf die Beurteilung im Einzelfall (Schaub, Arbeitsrechtshandbuch §234).

Was nicht im Arbeitszeugnis stehen darf

- ✖ Außerdienstliches Verhalten, Vorkommnisse aus dem Privatleben
- ✖ Betriebsratstätigkeit

Die Mitgliedschaft im Betriebsrat, die Entsendung in den Aufsichtsrat oder die Funktion als Vertrauensmann der Schwerbehinderten dürfen in einem Zeugnis nicht erwähnt werden, erst recht nicht die Tätigkeit als Vertrauensmann der Gewerkschaft. Das sind Funktionen, die nicht unter das Direktionsrecht des Arbeitgebers fallen. Dies ergibt sich aus dem Benachteiligungsverbot des §78 BetrVG, es sei denn, der Arbeitnehmer wünscht es. Wenn ein Mitglied des Betriebsrats über einen längeren Zeitraum freigestellt wurde und durch diese Freistellung von seiner bisherigen Tätigkeit völlig »entfremdet ist« (LAG Frankfurt, BB 1976, S. 978), gilt das Gleiche. Das Arbeitsverhältnis sei sonst bei längerer Freistellung nicht darstellbar. Längere Freistellung bedeutet: Länger als ein Jahr.

Außerdem müssen folgende Dinge unerwähnt bleiben:
- Schwangerschaft,
- Gewerkschaftszugehörigkeit,
- Parteimitgliedschaft,
- Nebentätigkeit,
- Schwerbehinderteneigenschaft,
- Gesundheitszustand,
- Straftaten, wenn sie nicht unmittelbar das Arbeitsverhältnis berühren,
- Verdacht auf strafbare Handlungen,
- Streik und Aussperrung,
- Wettbewerbsverbote.

Holschuld

Mit dem Arbeitszeugnis ist es wie mit den anderen Arbeitspapieren: Der Arbeitgeber muss sie zur Abholung bereithalten. Der Arbeitnehmer ist verpflichtet, sein Arbeitszeugnis abzuholen (BAG, EBE/BAG 1195, S.10). Aus Gründen der nachwirkenden Fürsorgepflicht kann der Arbeitgeber nach Treu und Glauben jedoch ausnahmsweise verpflichtet sein, das Arbeitszeugnis zu schicken, wenn die Abholung des Zeugnisses mit unverhältnismäßig hohen Kosten oder besonderen Mühen verbunden ist (LAG Frankfurt, DB 1984, S.2200).

Eine Verpflichtung des Arbeitgebers zur Übersendung des Zeugnisses besteht dann, wenn der Arbeitnehmer das Zeugnis rechtzeitig verlangt hat und es bis zur Beendigung nicht zur Abholung fertig ist.

Verständige Arbeitgeber sind jedoch bereit, die Arbeitspapiere und das beim Ausscheiden fällige Zeugnis dem Mitarbeiter mit der Post nach Hause zu schicken, wenn der Mitarbeiter am Tag der Beendigung des Arbeitsverhältnisses nicht mehr in der Firma ist, weil er zum Beispiel seinen Resturlaub genommen hat.

Ausstellungsdatum

Eine Vor- oder Rückdatierung ist nicht zulässig, was aber nicht heißt, dass das Ausstellungsdatum und der Tag der Beendigung identisch sein müssen. Diese zwei Fälle belegen das:

Fall Nr. 1:
Hubert Kranz kündigt das Arbeitsverhältnis am 15. Mai fristgerecht zum 30. Juni. Eine Woche nach seinem Ausscheiden fällt ihm auf, dass er es versäumt hat, ein qualifiziertes Arbeitszeugnis zu verlangen. Er holt das nach und bekommt prompt am 15. Juli das gewünschte Zeugnis mit dem Ausstellungsdatum 14. Juli.
 Das ist korrekt, weil Ralf Krause das Zeugnis erst nach seinem Ausscheiden verlangt hat und die Firma es deshalb nicht zum 30. Juni ausstellen konnte.

Fall Nr. 2:
Hans Kolbe scheidet am 30. September aus. Das verlangte Arbeitszeugnis enthält als Ausstellungsdatum den 30. September, was nicht zu beanstanden ist. Drei Wochen später stellt K. fest, dass das Zeugnis einen wesentlichen Fehler enthält. Der Vorname ist falsch: Im Zeugnis steht: Heinz, nicht Hans. Er verlangt ein neues Zeugnis. Am 29. Oktober erhält K. ein neues Zeugnis mit richtigem Vornamen. Als Ausstellungsdatum ist der 28. Oktober angegeben. Das ist falsch. Nach einem Urteil des Bundesarbeitsgerichts vom 9.9.1992 (AZR 509/91) ist in einem solchen Fall als Ausstellungsdatum der Tag des Ausscheidens einzusetzen, weil den Fehler der Arbeitgeber zu verantworten hat.

Verjährung/Verwirkung

Nach § 195 BGB beträgt die Verjährungsfrist für Arbeitszeugnisse drei Jahre. Sie tritt vorher ein, wenn der Anspruch verwirkt oder die Erfüllung unmöglich geworden ist. Das wird immer dann zutreffen, wenn der Arbeitgeber nicht mehr in der Lage ist, ein wahrheitsgemäßes Zeugnis auszustellen.

Was bedeutet Verwirkung? Nach einem Urteil des Bundesarbeitsgerichts (BB 1989, 978) ist der Anspruch dann verwirkt, wenn der Gläubiger (Anspruchsinhaber) sein Recht über längere Zeit nicht in Anspruch nimmt und deshalb gegenüber dem Anspruchsgegner den Eindruck erweckt, den Anspruch nicht mehr geltend zu machen. Der Arbeitgeber hat dabei die Umstände des Einzelfalls zu berücksichtigen. Nach der Rechtsprechung der Bundesarbeitsgerichts (17.2.88 – AP Nr. 18 zu §630 BGB) kann das Zeitmoment der Verwirkung bereits nach 10 Monaten eintreten.

Betriebsübergang

Bei Betriebsübergang (Firma wird verkauft) nach §613 a BGB gehen die Rechte und Pflichten aus dem Arbeitsverhältnis vom alten auf den neuen Eigentümer über. Das gilt auch für die Verpflichtung des Arbeitgebers, ausscheidenden Mitarbeitern auf Verlangen ein Arbeitszeugnis auszustellen. Den Zeitpunkt des Betriebsübergangs kann der Arbeitnehmer zum Anlass nehmen, ein Zwischenzeugnis vom alten Eigentümer zu verlangen.

Insolvenz

Ein Insolvenzverfahren beendet nicht automatisch das Arbeitsverhältnis. Daraus ergibt sich, dass auch der Zeugnisanspruch weiterbesteht. Wird das Arbeitsverhältnis nach Eröffnung des Insolvenzverfahrens fortgesetzt, hat der Arbeitnehmer Anspruch auf zwei Zeugnisse. Das erste hat die Firma (Gemeinschuldner) bis zur Insolvenzeröffnung, das zweite der Insolvenzverwalter für die Zeit von der Insolvenzeröffnung bis zum tatsächlichen Ausscheiden zu erteilen.

Schadenersatzanspruch

Was im Zeugnis steht, muss »wahr« sein. Dafür muss der Arbeitgeber gerade stehen. Macht er wissentlich unwahre Angaben im Arbeitszeugnis, ist er schadenersatzpflichtig.

Beispiel:
Das Bankhaus M. bescheinigt dem Kassierer Z. bei seinem Ausscheiden »Ehrlichkeit« im Arbeitszeugnis. Z. hat keine Schwierigkeiten, eine neue Stelle als Kassierer zu finden. Bei seinem neuen Arbeitgeber, der Kredit-Bank AG, unterschlägt Z. eine sechsstellige Summe. Es handelt sich exakt um den Betrag, den er beim Bankhaus M. unterschlagen hatte. Z. überwies diese Summe prompt auf das Konto des Bankhauses M.
    Als die Kreditbank AG davon erfährt – inzwischen wurde Z. fristlos aus wichtigem Grund nach §626 BGB entlassen – macht sie gegenüber dem Bankhaus M. Anspruch auf Schadenersatz nach §826 BGB geltend. Ist das Bankhaus M. schadenersatzpflichtig?

Ja, man hat ihm »Ehrlichkeit« im Arbeitszeugnis bescheinigt, trotz Unterschlagung. Das Bankhaus M. muss der Kreditbank AG den Schaden ersetzen, denn die Kreditbank als neuer Arbeitgeber von Z. musste auf die Angaben im Arbeitszeugnis vertrauen. »Ehrlichkeit« ist bei einem Kassierer eine wesentliche Eigenschaft, die erwartet wird.

Haftung gegenüber Arbeitnehmer

Ein Arbeitnehmer hat gegenüber dem Arbeitgeber einen Schadenersatzanspruch, wenn er trotz Anforderung das Zeugnis nicht oder verspätet bekommt, aber auch dann, wenn das Zeugnis fehlerhaft ist. Voraussetzung ist immer, dass ein Verschulden vorliegt, also Vorsatz oder Fahrlässigkeit. Vorsätzlich bedeutet »mit Absicht« und »fahrlässig handelt, wer die im Verkehr erforderliche Sorgfalt außer acht lässt« (§ 276 BGB). Gemeint ist damit: unaufmerksam, unachtsam, schlampig. Eine Firma haftet für das Verschulden ihrer Beschäftigten. Das gilt auch für Verzugsschäden (§ 286 a BGB) und bei positiver Vertragsverletzung.

Welcher Schaden kann eintreten?
- Arbeitnehmer wird nicht eingestellt,
- verspätet eingestellt,
- findet nur eine Stelle mit geringem Verdienst.

Die Ursache dafür muss sein, dass das Zeugnis nicht oder verspätet ausgestellt worden ist. Es muss ein ursächlicher Zusammenhang zwischen Nichtausstellung oder verspäteter Ausstellung und dem Misserfolg bei Bewerbungen bestehen. Dies muss der Arbeitnehmer vor Gericht beweisen, was schwierig sein dürfte. Bekanntlich gibt es viele Gründe, einen Bewerber abzulehnen. Es muss nicht immer an der mangelnden Qualifikation liegen. Häufig gibt es einfach zu viele Bewerber. Wer kann schon sagen, es habe am fehlenden Arbeitszeugnis gelegen, dass der Bewerber abgelehnt wurde.

Auskunft vom letzten Arbeitgeber

Ob ein künftiger Arbeitgeber das Recht hat, Auskünfte über die Person und die Qualifikation eines Bewerbers vom letzten Arbeitgeber einzuholen, ist gesetzlich nicht geregelt. Es kollidieren die Interessen des Arbeitnehmers (Datenschutz, allgemeines Persönlichkeitsrecht, Grundrecht auf »informationelle Selbstbestimmung«) mit dem berechtigten Interesse des Arbeitgebers an der Information über die Person des Arbeitnehmers. Diese beiderseitigen Interessen sind gegeneinander abzuwägen (BAG 6.6.84, BB 1984, S. 2130). Ein Auskunftsersuchen ist nicht zulässig, wenn der Bewerber sich in einem ungekündigten Arbeitsverhältnis befindet. Hält sich der Arbeitgeber nicht daran, macht er sich schadenersatzpflichtig. Ist dem Arbeitnehmer gekündigt worden oder ist er arbeitslos, darf der potentielle Arbeitgeber auch ohne ausdrückliche Zustimmung des Arbeitnehmers die Auskunft einholen. Verbietet der Bewerber ausdrücklich, eine Auskunft einzuholen, muss sich der Arbeitgeber nicht daran halten (BAG 6.6.84).

Ein Verbot, eine Auskunft zu erteilen, besteht dann, wenn der Arbeitnehmer mit seinem bisherigen Arbeitgeber verbindlich vereinbart hat, dass über ihn keine Auskünfte erteilt werden. Die Frage ist nur: Wer kann das kontrollieren? Aus Datenschutzgründen ist zu empfehlen, Auskünfte ohne ausdrückliche Zustimmung des Betroffenen abzulehnen. Die Haftung richtet sich nach den gleichen Grundsätzen wie bei der Zeugniserteilung.

10. Musterzeugnisse

Zur Erinnerung: Bei ergebnisorientierten Zeugnissen werden keine Schulnoten vergeben. Die Beurteilung der Leistungen ist das Ergebnis eines Soll-Ist-Vergleichs: Die Anforderungen (Soll) werden den Fähigkeiten und der tatsächlichen Arbeitsleistung gegenübergestellt (Ist). Das Ergebnis ist die Antwort auf die Frage: Konnte der Mitarbeiter seine Stärken zum Nutzen der Einrichtung mit welchen positiven Arbeitsergebnissen (Erfolgen) einsetzen?

Die fachliche Kompetenz wird bei allen Tätigkeiten vorausgesetzt.

Pflegehelferin

Zeugnis
Frau Helga Meiners, geboren am 12.7.1969, ist seit dem 1.7.2002 als Pflegehelferin bei uns beschäftigt (Vollzeit 38,5 Stunden).

Ihre Aufgaben sind:
- Grundpflege: Waschen, baden, duschen, Mund-, Zahn- und Haarpflege,
- Prophylaxen: Dekubitus, Kontrakturen, Pneumonie, Thrombose,
- nach Anleitung: selbständiges Messen von Blutdruck und Puls sowie Kompressionsverbände anlegen,
- hauswirtschaftliche Versorgung pflegebedürftiger Menschen,
- Führen einer patientenbezogenen Dokumentation.

Für diese Tätigkeit sind praktische Intelligenz, Flexibilität und Einfühlungsvermögen unerlässlich.

Frau Meiners ist eine kenntnisreiche Mitarbeiterin, die Ihre Aufgaben und Probleme hervorragend bewältigt. Sie weiß schnell, worum es geht und macht auch in Notfällen das Richtige. Die Dokumentation ist fachlich und sprachlich korrekt.

Sie kann zuhören, findet schnell Kontakt und kann sehr gut mit Patienten und ihren Angehörigen umgehen. Es gelingt ihr, ein Klima des Vertrauens und der Sicherheit zu schaffen. Sie ist flexibel und stellt sich schnell auf die Patienten ein. Sie arbeitet selbständig, schnell, effizient und erzielt sehr gute Ergebnisse. Auch unter Zeitdruck handelt sie überlegt und sicher. Sie sorgt dafür, dass die hohen Qualitätsstandards eingehalten werden.

Sie ist freundlich und hilfsbereit. Mit Vorgesetzten, Kollegen und Patienten kommt sie sehr gut aus.

Frau Meiners verlässt heute unsere Einrichtung auf eigenen Wunsch. Wir bedauern ihr Ausscheiden sehr, bedanken uns für die engagierte Mitarbeit und wünschen ihr weiterhin auf ihrem Berufsweg viel Erfolg.

Ort, den 30. Juni 2005   Unterschrift Pflegedienstleitung

Soll:
Anforderungen:
Praktische Intelligenz, Flexibilität, Einfühlungsvermögen

Im Zeugnis wird auf alle Anforderungskriterien eingegangen:
- Praktische Intelligenz: ... macht auch in Notfällen das Richtige.
- Flexibilität: Sie ist flexibel und stellt sich schnell auf Patienten ein.
- Einfühlungsvermögen: Sie kann zuhören ...

Ist (Aufgabenerfüllung):
Sie hat selbständig, schnell und effizient gearbeitet und sehr gute Ergebnisse erzielt.

Das Zeugnis ist eine Empfehlung.

Einsatzleiterin ambulante Pflege

Zeugnis

Frau Martha Lampe, geboren am 13.9.1964, ist seit dem 1. 10. 1990 bei uns beschäftigt (Vollzeit 38,5 Stunden). Sie war bis Mai 1993 als Altenpflegehelferin eingesetzt, danach als examinierte Altenpflegerin. Seit September 2000 ist sie als Einsatzleiterin ambulante Pflege in unserer Einrichtung tätig.

Das Dienstleistungsangebot unserer Sozialstation richtet sich an kranke, behinderte und betreuungsbedürftige Menschen und deren Angehörige im Stadtteil.

Ihre Aufgaben als Einsatzleiterin sind:
- Führung des Pflegepersonals (30),
- Mitwirkung bei der Personalauswahl,
- Dienst- und Einsatzplanung,
- Beratung von Patienten und Angehörigen,
- Pflegeplanung,
- Vertragsverhandlungen und -abschlüsse mit Patienten,
- Klärung von Kosten und Leistungen der Kostenträger,
- Qualitätskontrollen,
- Kooperation mit anderen Hilfsdiensten,
- konzeptionelle Mitarbeit innerhalb unserer Sozialstation.

Für diese Aufgabe sind Führungsqualitäten, Organisations- und Improvisationsvermögen sowie Empathie notwendig.

Frau Lampe hat sich beruflich weitergebildet und Seminare besucht zu den Themen
- Einsatzplanung in der ambulanten Pflege,
- Validation – Umgang mit Verwirrten,
- Krankenpflege in der Familie.

Frau Lampe hat berufbegleitend von Mai 1998 bis Februar 2000 an einer Weiterbildung zur leitenden Pflegekraft mit Erfolg teilgenommen. Sie ist eine kenntnisreiche Mitarbeiterin, die Aufgaben und Probleme gut löst. Frau Lampe hat eine gute Auffassungsgabe. Sie plant und organisiert ihre Arbeit systematisch. Bei der Anleitung der Mitarbeiter in der Pflege zeigt sie großes pädagogisches Geschick. Sie drückt sich klar und verständlich aus und vermittelt ihre Gedanken anschaulich. Sie ist eine geschickte Verhandlungspartnerin und argumentiert überzeugend. Die Dokumentation ist sachgerecht und präzise formuliert.

Frau Lampe kann zuhören, findet schnell Kontakt und kann sehr gut mit Patienten und ihren Angehörigen umgehen. Es gelingt ihr, ein Klima des Vertrauens und der Sicherheit zu schaffen. Sie setzt sich mit Kritik auseinander und kann gut damit umgehen.

Sie arbeitet konstruktiv im Team und unterstützt Kollegen und Mitarbeiter, die Hilfe brauchen. Es gelingt ihr, die Wünsche und Bedürfnisse der Patienten mit der Wirtschaftlichkeit in Einklang zu bringen.

Frau Lampe ist eine freundliche, hilfsbereite Mitarbeiterin, aufrichtig und vertrauenswürdig. Sie ist äußerst zuverlässig, strahlt Ruhe aus und hat viel Geduld. Sie arbeitet selbständig, sorgfältig und systematisch. Sie ist belastbar und bewältigt hohen Arbeitsanfall. Sie übernimmt gerne Verantwortung und erzielt gute Ergebnisse. Sie hat u. a. die Pflegedokumentation verbessert und Begutachtungen nach §37 (3) SGB XI organisiert, durchgeführt und kontrolliert. In Kooperation mit einem anderen Träger entwickelte sie eine Veranstaltungsreihe für pflegende Angehörige und führte sie selbst durch.

Frau Lampe unterstützt ihre Mitarbeiter bei ihren Aufgaben. Sie kann gut planen und koordinieren, hat positive zwischenmenschliche Beziehungen zu ihren Mitarbeitern und ist als Führungskraft anerkannt.

Frau Lampe kommt mit Patienten und Kollegen gut aus. Sie ist freundlich und kooperativ. Ihr Verhalten gegenüber ihren Vorgesetzten ist stets loyal und korrekt.

Heute verlässt uns Frau Lampe auf eigenen Wunsch, was wir sehr bedauern. Wir danken ihr für die engagierte Mitarbeit und wünschen ihr für ihren weiteren Berufsweg alles Gute und viel Erfolg.

Ort, den 31. März 2005   Unterschrift Geschäftsleitung

Soll:
Anforderungen:
Führungsqualitäten, Organisations- und Improvisationsvermögen, Empathie.

- Führungsqualitäten: Sie unterstützt ihre Mitarbeiter/hat positive Beziehungen/als Führungskraft anerkannt.
- Organisations- und Improvisationsvermögen: Begutachtungen organisiert, Veranstaltungen für pflegende Berufe ins Leben gerufen ...
- Empathie: Kann zuhören ...

Ist (Aufgabenerfüllung/Arbeitsergebnisse):
Mitarbeiterin, die Aufgaben und Probleme gut löst, Pflegedokumentation verbessert usw.

Das Zeugnis ist eine Empfehlung.

Altenpflegerin

Zwischenzeugnis

Frau Saskia Schwarz, geboren am 3. Juni 1970, ist am 1. April 2002 bei uns eingetreten und als examinierte Altenpflegerin tätig (Teilzeit 25 Stunden).

Ihre Aufgaben sind:
- Grund- und Behandlungspflege,
- Pflegeanamnese erheben,
- Pflegepläne erstellen,
- Prophylaxen anwenden,
- Medikamente verabreichen,
- Verbandswechsel,
- Pflegemaßnahmen dokumentieren,
- Patienten zu Arzt- und Behördenterminen begleiten.

Voraussetzung für diese Aufgabe ist eine Ausbildung als Altenpflegerin, Einfühlungsvermögen und Engagement.

Mit ihren Kenntnissen und Erfahrungen erzielt Frau Schwarz akzeptable Lösungen. Sie erfasst das Wesentliche und hat einen ausgeprägten Ordnungssinn. Sie ist in der Lage, sich verständlich auszudrücken. Die Dokumentation entspricht den Anforderungen. Sie ist umgänglich, dialogbereit und kommt mit den Patienten zurecht. Sie steht Veränderungen nicht ablehnend gegenüber.

Frau Schwarz ist offen, ehrlich, geradeheraus und sagt, was sie denkt. Sie arbeitet weitgehend selbständig und termingerecht. Sie ist gleichmäßig belastbar und den Anforderungen gewachsen. Ihr Verhalten gegenüber Patienten, Kollegen und Vorgesetzten ist einwandfrei.

Das Zwischenzeugnis wird auf Wunsch von Frau Schwarz wegen Wechsels des Vorgesetzten ausgestellt.

Ort/23. Januar 2005   Unterschrift Pflegedienstleitung

Soll:
Anforderungen:
Einfühlungsvermögen, Engagement.

Die Anforderungen werden im Zeugnis nicht erwähnt.

Ist (Aufgabenerfüllung):
Die Anforderungen werden im Zeugnis nicht erwähnt.
Sie
- arbeitet weitgehend selbständig,
- erzielt akzeptable Lösungen.

Das Zeugnis ist keine Empfehlung.

Pflegedienstleiter

Zeugnis

Herr Jens Pommer, geboren am 27. August 1969, ist seit dem 1. Juli 2002 als Pflegedienstleiter in unserer Sozialstation beschäftigt.

Seine Aufgaben sind im Wesentlichen:
- Personalverantwortung ambulante Pflege (35 Mitarbeiter),
- Vertretung der Stationsleitung,
- telefonische und persönliche Beratung,
- Dienst- und Urlaubsplanung,
- Kostenerklärungen gegenüber Kostenträgern,
- Personalbeschaffung ambulante Pflege,
- Qualitätsmanagement: Pflegedokumentation, Pflegekonzept,
- Pflegestandards, Pflegenotruf,
- Einweisung neuer Mitarbeiter,
- Ausbildung von Krankenpflegeschülern und Praktikanten.

Für diese Aufgaben sind Führungsqualitäten, Organisationsvermögen, Veränderungsbereitschaft und Initiative unbedingt erforderlich.

Herr Pommer ist fachlich kompetent, berufserfahren und kann sein Wissen gut umsetzen. Er nutzt interne und externe Weiterbildungsangebote. Er hat Seminare besucht zu den Themen Pflege, Arbeitsrecht, Telefonverkauf. Er hat gute PC- und EDV-Kenntnisse: Word, Excel, Hy Care ambulant.

Herr Pommer ist offen, hört zu, zeigt Einfühlungsvermögen und kann gut mit Kritik umgehen. Er ergreift die Initiative, treibt die Dinge voran, räumt Hindernisse aus dem Weg und nimmt die Teammitglieder für sich ein. Er ist lernfähig und stellt sich schnell auf neue Situationen ein.Er hat eine optimistisch-realistische Grundhaltung, ist freundlich und hilfsbereit und kann sich durchsetzen. Er ist belastbar und bewältigt hohen Arbeitsanfall.

Er hat Überblick, kann Prioritäten setzen, setzt die Arbeitsmittel wirtschaftlich ein und leistet gute Arbeit. Er hat an der Konzeption und Umsetzung einer neuen Pflegedokumentation und der Pflegestandards maßgebend mitgewirkt.

Er besitzt gute Führungseigenschaften, kommuniziert offen, gibt Informationen weiter und delegiert Aufgaben und Verantwortung. Er erreicht immer die vereinbarten Ziele. Seine Mitarbeiter vertrauen ihm. Es gelingt ihm, Patientenzuwendung und Wirtschaftlichkeit in Einklang zu bringen. Er verhält sich kollegial, mit Patienten kommt er gut zurecht. Mit seiner Vorgesetzten arbeitet er konstruktiv zusammen. Sein Verhalten ist immer korrekt.

Herr Pommer verlässt heute unsere Einrichtung auf eigenen Wunsch. Wir bedauern das Ausscheiden dieses tüchtigen Mitarbeiters, danken ihm für seine konstruktive Mitarbeit und wünschen ihm für seinen weiteren Berufsweg viel Erfolg.

Ort, den 31. März 2005   Unterschrift Geschäftsleitung

Soll (Anforderungen):
(a) Führungsqualitäten, (b) Organisationsvermögen, (c) Veränderungsbereitschaft, (d) Initiative.

Ist (Arbeitsergebnisse):
a) Er besitzt gute Führungseigenschaften, vereinbart Ziele, setzt Arbeitsmittel wirtschaftlich ein,
b) hat an Konzeption und Umsetzung von Pflegedokumentation und Pflegestandards mitgewirkt,
c) ist lernfähig, stellt sich schnell auf neue Situationen ein,
d) siehe b).

Das Zeugnis ist eine Empfehlung.

Praktikantin

Zeugnis
Frau Brigitte Meyer, geboren am 2. Mai 1982, war vom 15. Februar bis 3. Juli 2005 als Praktikantin (Vollzeit) bei uns tätig.

Unsere Sozialstation betreut ambulant alte, kranke und behinderte Menschen im Stadtteil.

Im Rahmen ihres Studiums zur Diplom-Pflegewirtin an der Fachhochschule XYZ wurde sie in der ambulanten Haus-, Alten-, Kranken- und Familienpflege ausgebildet und eingesetzt. Unter Anleitung der Pflegedienstleiterin lernte sie folgende Aufgaben kennen:
× Dienst- und Einsatzplanung,
× Personaleinsatz unter Qualitäts- und Wirtschaftlichkeitsgesichtspunkten,
× Planung und Kontrolle von Pflegetätigkeiten,
× Qualitätsentwicklung, -kontrolle und -sicherung,
× Patientenberatung,
× Kostenträgerabrechnung,
× Mitarbeiterabrechnung,
× Betreuung von Lieferanten (Ärzte, Krankenhäuser),
× Einsatz von PC und Software.

In einem Ausbildungsprojekt hatte sie folgende Aufgaben zu erfüllen:
× Einweisung und Begleitung einer neuen Altenpflegerin,
× Erstellen einer Stellenbeschreibung »Krankenschwester«.

Sie hat diese Aufgaben selbständig und mit viel Engagement gut bewältigt. Sie besitzt Durchsetzungsvermögen.

Frau Meyer hat eine schnelle Auffassungsgabe, kann logisch denken und hat gute Ideen. Sie ist wissbegierig und kann das Wissen auch umsetzen. Sie kann sich schriftlich und mündlich präzise ausdrücken. Sie geht unbefangen an die Dinge heran und übernimmt gerne Verantwortung.

Frau Meyer ist zuverlässig und hält Termine ein. Fehler sieht sie als Chance an, um besser zu werden. Sie hat Selbstvertrauen und weiß, was sie will.

Frau Meyer ist sehr kooperativ und kommt mit allen gut zurecht. Ihr Verhalten gegenüber Vorgesetzten war stets korrekt.

Frau Meyer ist talentiert und für eine Führungsaufgabe in der ambulante Pflege gut geeignet. Wir wünschen ihr für das weitere Studium und ihre berufliche Zukunft viel Erfolg.

Ort, den 3. Juli 2005   Unterschrift, Geschäftsleitung

Hier geht es um zwei Fragen:

a) Hat die Praktikantin die Lernziele erreicht?
b) Kann sie die Kenntnisse umsetzen?

Ergebnis: Sie ist talentiert und für eine Führungsaufgabe in der Pflege geeignet.

Literaturhinweise

Adrian/Albert/Riedel: Die Mitarbeiterbeurteilung, Stuttgart 2001

Peter Drucker: Management im 21 Jahrhundert, München, 2002

Mark Edwards /Ann Ewen: 360°-Beurteilung, München 2001

Walter Engländer (Hrg.): Leistungsbeurteilung und Zielvereinbarung, Köln 2002

Daniel Goleman: Emotionale Intelligenz, München, 1996

Harvard Business Manager 4/2004: Führung Spezial

Reinhard Kahl: Lob des Fehlers, Textbuch zur gleichnamigen TV-Serie, Pädagogische Beiträge Verlag Hamburg, 1995

Karl-Heinz List: Der faire Chef, e-book: www.active-books.de, 2005

Karl-Heinz List: Outplacement, Nürnberg, 2003

Fredmund Malik: Führen, Leisten, Leben, München, 2002

Heidi Müller: Dienstbare Geister – Leben und Arbeitswelt städtischer Bediensteter, Berlin 1985

Ludwig Reiners: Stilkunst, München 1991

Marshall B. Rosenberg: Gewaltfreie Kommunikation, Paderborn 2004

Wolf Schneider: Deutsch! – Das Handbuch für attraktive Texte, Reinbek 2005

Robert Solomon: Gefühle und der Sinn des Lebens, Frankfurt 2000

Ute Weidlich: Mitarbeiterbeurteilung in der Pflege, München 1998

Leseprobe

aus 10Basics
»Personalführung und Personalentwicklung« von Thomas Behr

... 7. Qualitätsmanagement

Die Grundannahme des Qualitätsmanagements (QM) ist, dass es in Betrieben möglicherweise eine Qualität der Leistungen und Dienste gibt, diese aber eher dem Zufall und den Routinen unterliegen, nicht aber als geplante und nachvollziehbare Prozesse im Betrieb organisiert sind.

Qualitätsmanagement gestaltet, standardisiert und ordnet die zentralen Betriebsprozesse in Orientierung an gewollten Soll-Normen und ist dabei als oberste Leitungsaufgabe anzusehen.
»Qualitätsmanagement hat die Verbesserung der Dienstleistung des Krankenhauses, also das Produkt, zum Ziel. Der Basisgedanke ist, dass die Qualität des Produktes Krankenhausdienstleistung der Schlüssel zum Markt und zum Kunden bzw. zu den Patienten ist. Die Aufgabe besteht dann darin, diese Qualität langfristig und kontinuierlich zu verbessern. Schwierigkeiten ergeben sich naturgemäß dabei, »Qualität« zu definieren. Trotz Hilfestellung durch internationale Normierungen (z.B. DIN EN ISO 8402 oder ISO 9000 ff.) fällt es schwer, darauf eine Antwort zu finden« (MH Pflege, Sevecke, G., 2004, Seite 19).
Leitungskräften fällt somit die wichtige Aufgabe zu, den Prozess der Implementierung und der dauerhaften Durchführung eines QM-Systems zu organisieren, lebendig zu halten und ergebnisorientiert zu steuern. Damit ein wirksames System des Qualitätsmanagements in den Betrieben der Altenhilfe einen geglückten Beitrag zur Sicherung von mehr Qualität des Lebens für die Bewohner darstellt, bedarf es aus Sicht der Leitungen einer weiteren wichtigen Aufgabenstellung.

Leitungskräften sollte es gelingen, QM in einer geglückten Sinnorientierung auf die Verbesserung der Lebensqualität der Bewohner hin zu orientieren.

Dieser Schritt ist nur über eine gelungene Personalführung und -entwicklung zu sichern. Mit der Implementierung eines Systems zur Qualitätssicherung ist für viele Betriebe zunächst die große Verheißung einer Entwicklung und Sicherung der Qualität verbunden. Tatsächlich aber wird der Prozess von vielen Mitarbeitern in den Betrieben nur allzu häufig als Hemmschuh für engagiertes, situativ angemessenes und innovatives Handeln angesehen.

QM als Zwangsjacke, so wird es häufig formuliert. Sicher sind bestimmte Schritte des QM bis zu einem gewissen Grad sinnvoll, sie gewichten, beschreiben und ordnen Leistungsqualitäten. Eine Qualität des Lebens im Pflegeheim aus der Sicht der Bewohner sichert das Qualitätsmanagement jedoch nicht. Im Gegenteil scheint QM, wie wir es in den Betrieben der Altenhilfe häufig erleben, immer mehr eine Qualität zu gestalten, die zumindest aus Sicht des Bewohners keine Qualität ist und möglicherweise sogar zum Abbau von Qualität führt. Zu sehr wird im Prozess des QM ein lebendig gelebtes Pflegeleben formalisiert, standardisiert und reglementiert, werden lebendige Kräfte der Betreuung »entseelt«.

Müssen wir darum nicht Qualität ganz anders definieren? Qualität nicht mehr »managen«, sondern »leben«, der »Coolness« des Managementprozesses die Lebendigkeit fühlbarer und spürbarer Werte wie Achtsamkeit, Achtung, Respekt und Mitgefühl entgegensetzen und Qualität direkt daran messen, wie sich diese gelebten Werte in der Befriedigung der wechselnden Bedürfnisse der Bewohner und ihrem erlebbaren Wohlbefinden niederschlagen?

Nicht nur ist es in vielen Betrieben, die ein Qualitätsmanagement betreiben, ein Problem, dass das QM als zusätzlicher »Stoff« neben den alltäglichen Betriebsabläufen mitläuft, so etwas wie ein Fremdkörper im Betrieb bleibt, der von den Mitarbeitern nur schwer angenommen wird und zudem in der Umsetzung, dort wo sie geschehen soll, eher als »Zwangsjacke« und unangenehmes Regulativ denn als Entwicklungshilfe verstanden wird.

Ist dies der Fall, ist es sicher nicht gelungen, das richtige Verständnis für Qualitätsmanagement im Betrieb zu wecken. Dies sollte eine weithin lösbare Aufgabe für jede Führungskraft sein. Zentraler erscheint der Umstand, dass wir in der Entwicklung des Qualitätsmanagements in der Altenhilfe eine Phase erreicht haben, in der die große Gefahr besteht, dass das QM sich als System verselbständigt und, nicht mehr auf den Gegenstand des Qualitätszieles (die Bewohner) gerichtet, um seiner selbst Willen betrieben wird. Konkret heißt dies, dass die Prozesse des QM die Aufbau- und Ablauforganisation eines Pflegeheimes zwar strukturieren und an gewollte Qualitätsstandards anbinden, dass sie sich aber in diesem Prozess nicht aus dem lebendigen Alltagsleben heraus gestalten, sondern zu einer Ausdifferenzierung und Formalisierung eines künstlichen Systems Qualitätsmanagement im lebendigen System Pflegeheim führen.

Ein so verstandenes Qualitätsmanagement schwächt vorhandene Pflege- und Betreuungsqualität und wirkt weiter kontraproduktiv.

Will ein Qualitätsmanagement sinnvoll die betrieblichen Abläufe in Orientierung an bestimmten Soll-Normen entwickeln und festigen, braucht QM eine Sinnorientierung, denn »Sinn ist die Ordnungsform sozialer Systeme«.

Sinn kann das Qualitätsmanagement in der Altenpflege jedoch nicht aus sich selbst beziehen. Qualitätsmanagement um seiner selbst Willen betrieben macht keinen Sinn. Auch eine alleinige Orientierung an der Ergebnisqualität greift für die Altenpflege zu kurz.

Sinn gestaltet sich zuerst durch die Sinngebung für ein QM-System. Was soll es bewirken, auf was soll es sich beziehen? Diese Fragen können nur aus der Mitte der Betriebe heraus beantwortet werden. Sinnvoll beantwortet werden sie in dem Falle, wo sie nach einer Definition von Marquardt (1986) für die Beteiligten, d.h. Mitarbeiter, Führungskräfte und Kunden verstehbar und fühlbar sind und die Beteiligten ein Gefühl des »es lohnt sich unbedingt« haben.

Qualitätsmanagement bedarf also, damit es wirksam die betrieblichen Abläufe im Sinn einer optimalen und nachvollziehbaren Organisation in Ausrichtung auf die Verbesserung der Ergebnisqualitäten sichert, einer Einbindung und Anbindung an gelebte Werte, die eine ethisch-moralische Sinnbegründung der Arbeit in der Altenpflege ausmachen. Solche Werte sind, wie oben schon erwähnt, gelebter Respekt, Achtung, Würde, Vertrauen, Akzeptanz, Normalität und Offenheit. Nur auf diesem Fundament und vor diesem Hintergrund macht ein Qualitätsmanagement wirklich Sinn.

Diesen Zusammenhang im Betrieb zu begründen und zu sichern ist im Sinne der Gestaltung von Lebensqualität für die Bewohner von Pflegeeinrichtungen eine zentrale Leitungsaufgabe auch und gerade in den Prozessen der Personalentwicklung.

Literatur:

Wilke, Helmut, Systemtheorie. Eine Einführung in die Grundprobleme, Stuttgart, New York, 1987

Sevecke, G.: Controllinginstrumente im Krankenhaus, in: Dieffenbach et al. (Hrsg.) Management Handbuch Pflege, Heidelberg, 2004

Marquard, O.: Zur Dialektik der Sinnerwartung, in (ders.): Apologie des Zufälligen, Stuttgart 1986

...

Personalführung und Personalentwicklung · Thomas Behr
Oktober 2005, Vincentz Network
80 Seiten, kartoniert
19,- Euro
ISBN 3-87870-133-0 · Best.-Nr.: 321